Veganizmi me shije 2023

Receta të shijshme dhe të shëndetshme për një dietë vegane

Laura Petrović

Tabela e përmbajtjes

Prezantimi 10

topa energjie me karrota 14

Copa të ëmbla krokante 16

Karrota bebe të pjekura me xham 18

Patate të skuqura nga lakra e pjekur 20

Dip djathi shqeme 22

Piper Hummus Dip 24

Mutabal tradicional libanez 27

qiqra të skuqura në stilin indian 29

Avokado me salcë tahini 31

Tots Sweet Patate Tater 33

Dip piper i pjekur dhe domate 35

Përzierje klasike e festës 37

Hudhra dhe vaj ulliri crostini 39

Qofte klasike vegane 40

Parsnips balsamik të pjekur 42

Baba Ganoush tradicional 45

Kafshimet e gjalpit të kikirikut 47

dip lulelakër të skuqur 48

rrotulla të thjeshta kungujsh 50

Chipotle Patate të skuqura 52

Salcë me fasule Cannelini 54

Lulelakra e skuqur pikante 56

Toum i thjeshtë libanez 59

Avokado me salcë pikante me xhenxhefil 61

Përzierje rostiçeri me qiqra 63

Salcë Muhammara me një kthesë 65

Spinaq, qiqra dhe crostini hudhër 67

Kërpudha "Meatballs" dhe fasule Cannelini 70

Kastraveci i rrumbullakosur me humus 72

Kafshata Jalapeno të mbushura 73

Unaza meksikane të qepëve 75

Perime me rrënjë të pjekura 77

Dip humus i stilit indian 79

Dip fasule të pjekura dhe karrota 81

Sushi i shpejtë dhe i lehtë me kunguj të njomë 83

Domate qershi me humus 85

Kërpudha të pjekura në furrë 87

Patate të skuqura kale me djathë 90

Varka me avokado me humus 92

Kërpudha të mbushura me Nacho 94

Mbështjellja e sallatës me humus dhe avokado 96

Lakrat e Brukselit të pjekura 98

Poblano Sweet Patate Poppers 100

Patate të skuqura kungull i njomë të pjekur 102

salcë autentike libaneze 104

Qofte vegane tërshëre 106

Varka me paprika me salcë mango 108

Lule brokoli pikante rozmarine 110

Patate të skuqura panxhar të skuqur krokante 112

Çokollatë shtëpi me kokos dhe rrush të thatë 115

Thjeshtë Moka Fudge 117

Patate të skuqura bajame dhe çokollatë 119

biskota me gjalpë bajame 121

Bare tërshëre me gjalpë kikiriku 123

Halvah Vanilje Fudge 125

Tortë me çokollatë të papërpunuar dhe mango 127

Krem i bukur me çokollatë 129

qumështor i papërpunuar me mjedër 131

Mini tarte me limon 133

Bionde me gëzof kokosi me rrush të thatë 136

katrorë të thjeshtë me çokollatë 138

Bare biskotash me rrush me çokollatë 140

Bare granola bajamesh 142

biskota kokosi me gëzof.. 144

Byrek me arra të papërpunuara dhe manaferra 146

topa çokollate ëndërrimtare 148

makaronat e minutës së fundit 150

ratafia të modës së vjetër 152

Puding orizi jasemini me kajsi të thata.................................... 154

shufrat e energjisë ditore.. 156

akullore e papërpunuar kokosi 159

Fudge me çokollatë dhe lajthi.. 161

Sheshe bollgur boronicë.. 163

Puding buke klasike me sulltane... 165

Halva dekadente lajthie 167

Mini cheesecakes portokalli 169

Komposto manaferrash me verë të kuqe 171

turk Irmik Helvasi.. 173

kufeto tradicionale greke 175

Sallatë frutash pikante me salcë limoni................................... 177

Thërrmimi i mollëve të stilit gjerman 180

Puding me vanilje dhe kanellë 182

kek me nenexhik me çokollatë 184

ëmbëlsira të modës së vjetër 186

kek me krem kokosi 188

Karamel i thjeshtë me çokollatë 190

Këpucari i mjedrës së mamit 193

Dardhë e mprehtë vjeshte 195

biskota të famshme të kashtës 197

brownies me çokollatë të dyfishtë 199

Trajtime krokante me bollgur me arra 201

Cheesecake me mjedra të mamasë 203

Biskota me glazurë me çokollatë 205

puding buke karamel 207

Baret më të mira granola ndonjëherë 210

Fudge Penuche e modës së vjetër 212

(Gati për rreth 10 minuta + koha e ftohjes | 12 racione) 213

kalorës klasikë të varfër 215

Bukë e skuqur me gjalpë kikiriku dhe pelte 217

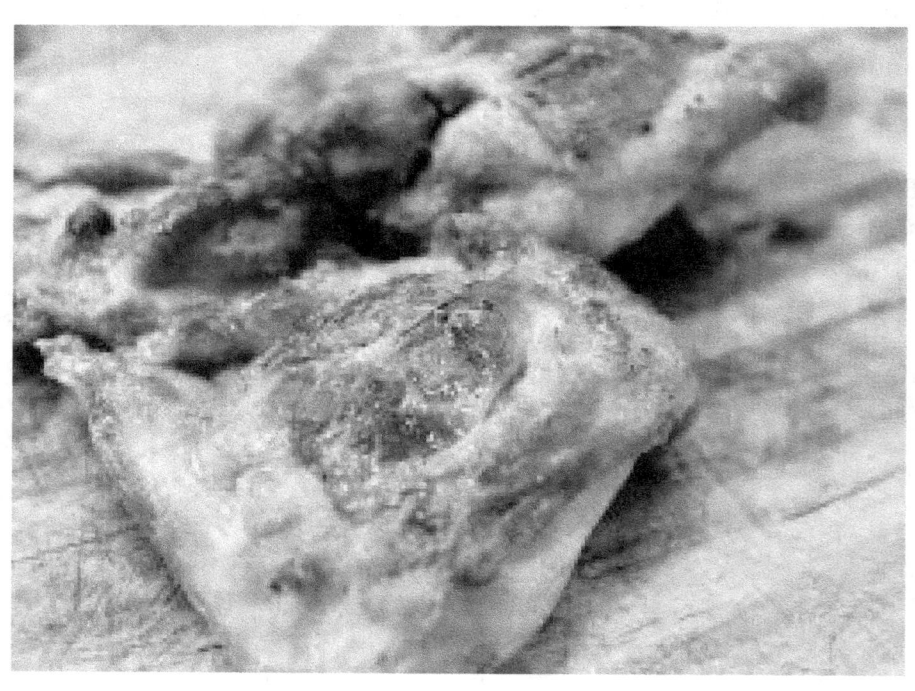

Prezantimi

Deri kohët e fundit, gjithnjë e më shumë njerëz filluan të përqafojnë stilin e jetesës së dietës me bazë bimore. Është e diskutueshme ajo që ka tërhequr dhjetëra miliona njerëz në këtë mënyrë jetese. Megjithatë, ka prova në rritje se ndjekja e një stili jetese kryesisht me bazë bimore çon në kontroll më të mirë të peshës dhe shëndet të përgjithshëm, pa shumë sëmundje kronike. Cilat janë përfitimet shëndetësore të një diete me bazë bimore? Rezulton se ngrënia me bazë bimore është një nga dietat më të shëndetshme në botë. Dieta e shëndetshme vegane përfshin shumë produkte të freskëta, drithëra, bishtajore dhe yndyrna të shëndetshme si farat dhe arrat. Ato janë të pasura me antioksidantë, minerale, vitamina dhe fibra dietike. Hulumtimet aktuale shkencore tregojnë se një konsum më i lartë i ushqimeve me bazë bimore lidhet me një rrezik më të ulët të vdekshmërisë nga sëmundje të tilla si sëmundjet kardiovaskulare, diabeti i tipit 2, hipertensionit dhe obezitetit. Planet e vakteve vegane shpesh bazohen në ushqime të shëndetshme, duke shmangur produktet shtazore të mbushura me antibiotikë, aditivë dhe hormone. Për më tepër, konsumimi i një përqindje më të lartë të aminoacideve thelbësore me proteinat shtazore mund të jetë i dëmshëm për shëndetin e njeriut. Duke pasur parasysh se produktet shtazore përmbajnë shumë më tepër yndyrë sesa ushqimet me bazë bimore, nuk është çudi që studimet kanë treguar se ata që hanë mish kanë një shkallë obeziteti nëntë herë më të lartë se veganët. Kjo na çon në pikën tjetër, një nga përfitimet më të mëdha të një diete vegane: humbja e peshës. Ndërsa shumë zgjedhin të jetojnë një jetë vegane për arsye etike, vetë dieta mund t'ju ndihmojë të arrini qëllimet tuaja për humbje peshe. Nëse jeni duke luftuar për të humbur peshë, mund të mendoni të provoni një dietë me bazë bimore. Si saktësisht? Si vegan, ju do të reduktoni ushqimet me kalori të lartë si produktet e qumështit me yndyrë të plotë, peshkun me yndyrë, mishin e derrit dhe ushqime të tjera që përmbajnë kolesterol si vezët. Përpiquni t'i zëvendësoni këto ushqime me opsione të pasura me fibra dhe proteina që do t'ju mbajnë të ngopur më gjatë. Çelësi është të fokusoheni në ushqime natyrale të pasura me lëndë ushqyese, të pastra dhe të shmangni kaloritë boshe si sheqeri, yndyrat e ngopura dhe ushqimet shumë të përpunuara. Këtu janë disa truke që më ndihmojnë të mbaj peshën time në një dietë vegane për vite me rradhë. Unë kam perime si pjatë kryesore; hani yndyrna të mira me moderim - një yndyrë e mirë si vaji i ullirit nuk është shëndoshë -; Ushtroj rregullisht dhe gatuaj në shtëpi. Shijoje! ushqim natyral dhe shmangni kaloritë boshe si sheqeri, yndyrat e ngopura dhe ushqimet shumë të përpunuara. Këtu janë disa truke që më ndihmojnë të mbaj peshën time në një dietë vegane për vite me rradhë. Unë kam perime si pjatë kryesore; hani yndyrna të mira me moderim - një yndyrë e mirë si vaji i ullirit nuk është shëndoshë -; Ushtroj rregullisht dhe gatuaj në shtëpi. Shijoje! ushqim natyral dhe shmangni kaloritë boshe si sheqeri, yndyrat e ngopura dhe ushqimet shumë të përpunuara. Këtu janë disa truke që më ndihmojnë të mbaj peshën time në një dietë vegane për vite me rradhë. Unë kam perime si pjatë kryesore; hani yndyrna të mira me moderim - një yndyrë e mirë si vaji i ullirit nuk është shëndoshë -; Ushtroj rregullisht dhe gatuaj në shtëpi. Shijoje!

topa energjie me karrota

(Gati për rreth 10 minuta + koha e ftohjes | Shërben 8)

Për porcion: Kalori: 495; Yndyrë: 21,1 g; Karbohidratet: 58.4g; Proteina: 22.1 g

Përbërësit

1 karotë e madhe, e grirë në rende

1 ½ filxhan tërshërë të modës së vjetër

1 filxhan rrush të thatë

1 filxhan hurma, shumë keq

1 filxhan thekon kokosi

1/4 lugë karafil të bluar

1/2 lugë kanellë të bluar

Adresat

Në procesorin e ushqimit, pulsoni të gjithë përbërësit derisa të jenë të lëmuar dhe ngjitës.

Formoni topa të barabartë me brumin.

Vendoseni në frigorifer derisa të jeni gati për t'u shërbyer. Ju bëftë mirë!

Copa të ëmbla krokante

(Gati për rreth 25 minuta + koha e ftohjes | 4 racione)

Për porcion: Kalori: 215; Yndyrë: 4,5 g; Karbohidratet: 35 g; Proteina: 8,7 g

Përbërësit

4 patate të ëmbla, të qëruara dhe të grira

2 vezë chia

1/4 filxhan maja ushqyese

2 lugë gjelle tahini

2 lugë miell qiqrash

1 lugë qepe pluhur

1 lugë çaji hudhër pluhur

1 lugë paprika

Kripë deti dhe piper i zi i bluar, për shije

Adresat

Filloni duke e ngrohur paraprakisht furrën në 395 gradë F. Vini një fletë pjekjeje me letër furre ose një rrogoz Silpat.

Përziejini mirë të gjithë përbërësit derisa gjithçka të jetë e integruar mirë.

Rrotulloni brumin në topa të lëmuar dhe vendoseni në frigorifer për rreth 1 orë.

Piqini këto topa për rreth 25 minuta, duke i kthyer në gjysmë të kohës së gatimit. Ju bëftë mirë!

Karrota bebe të pjekura me xham

(Gati për rreth 30 minuta | 6 racione)

Për porcion: Kalori: 165; Yndyrë: 10.1 g; Karbohidratet: 16,5 g; Proteina: 1.4 g

Përbërësit

2 paund karrota bebe

1/4 filxhan vaj ulliri

1/4 filxhan uthull molle

1/2 lugë çaji thekon piper të kuq

Kripë deti dhe piper i zi i sapo bluar, sipas shijes

1 lugë shurup agave

2 lugë salcë soje

1 lugë gjelle koriandër të freskët, të grirë

Adresat

Filloni duke e ngrohur paraprakisht furrën në 395 gradë F.

Më pas përzieni karotat me vaj ulliri, uthull, piper të kuq, kripë, piper të zi, shurup agave dhe salcë soje.

Grijini karotat në skarë për rreth 30 minuta, duke e kthyer tiganin një ose dy herë. E zbukurojmë me koriandër të freskët dhe e shërbejmë. Ju bëftë mirë!

Patate të skuqura nga lakra e pjekur

(Gati për rreth 20 minuta | Shërben 8)

Për porcion: Kalori: 65; Yndyrë: 3,9 g; Karbohidratet: 5,3 g; Proteina: 2.4 g

Përbërësit

2 tufa lakër jeshile, gjethe të ndara

2 lugë gjelle vaj ulliri

1/2 lugë fara mustarde

1/2 lugë çaji farë selino

1/2 lugë rigon të thatë

1/4 lugë çaji qimnon i bluar

1 lugë çaji hudhër pluhur

Kripë deti e trashë dhe piper i zi i bluar, sipas shijes

Adresat

Filloni duke e ngrohur paraprakisht furrën në 340 gradë F. Vini një fletë pjekjeje me letër furre ose Sea Silpat.

Hidhni gjethet e lakra jeshile me përbërësit e mbetur derisa të mbulohen mirë.

E pjekim në furrë të parangrohur për rreth 13 minuta duke e kthyer tavën një ose dy herë. Ju bëftë mirë!

Dip djathi shqeme

(Gati për rreth 10 minuta | Shërben 8)

Për porcion: Kalori: 115; Yndyrë: 8,6 g; Karbohidratet: 6,6 g; Proteina: 4.4 g

Përbërësit

1 filxhan shqeme të papërpunuara

1 limon i saposhtrydhur

2 lugë gjelle tahini

2 lugë maja ushqyese

1/2 lugë çaji pluhur shafran i Indisë

1/2 lugë çaji thekon piper të kuq të grimcuar

Kripë deti dhe piper i zi i bluar, për shije

Adresat

Hidhini të gjithë përbërësit në tasin e procesorit të ushqimit. Përziejini derisa të jenë të lëmuara, kremoze dhe të lëmuara. Mund të shtoni pak ujë për ta holluar sipas nevojës.

Hidheni salcën në një tas për servirje; Shërbejeni me shkopinj perimesh, patate të skuqura ose krisur.

Ju bëftë mirë!

Piper Hummus Dip

(Gati për rreth 10 minuta | Shërben 10)

Për porcion: Kalori: 155; Yndyrë: 7,9 g; Karbohidratet: 17.4g; Proteina: 5,9 g

Përbërësit

20 gram qiqra të konservuara ose të ziera, të kulluara

1/4 filxhan tahini

2 thelpinj hudhre, te grira holle

2 lugë gjelle lëng limoni të saposhtrydhur

1/2 filxhan qiqra të lëngshme

2 speca të kuq të pjekur, me fara dhe të prera në feta

1/2 lugë paprika

1 lugë çaji borzilok të thatë

Kripë deti dhe piper i zi i bluar, për shije

2 lugë gjelle vaj ulliri

Adresat

Përziejini të gjithë përbërësit përveç vajit në blender ose procesor ushqimi derisa të arrihet konsistenca e dëshiruar.

Vendoseni në frigorifer derisa të jeni gati për t'u shërbyer.

Shërbejeni me tableta ose patate të skuqura pita të thekura, nëse dëshironi. Ju bëftë mirë!

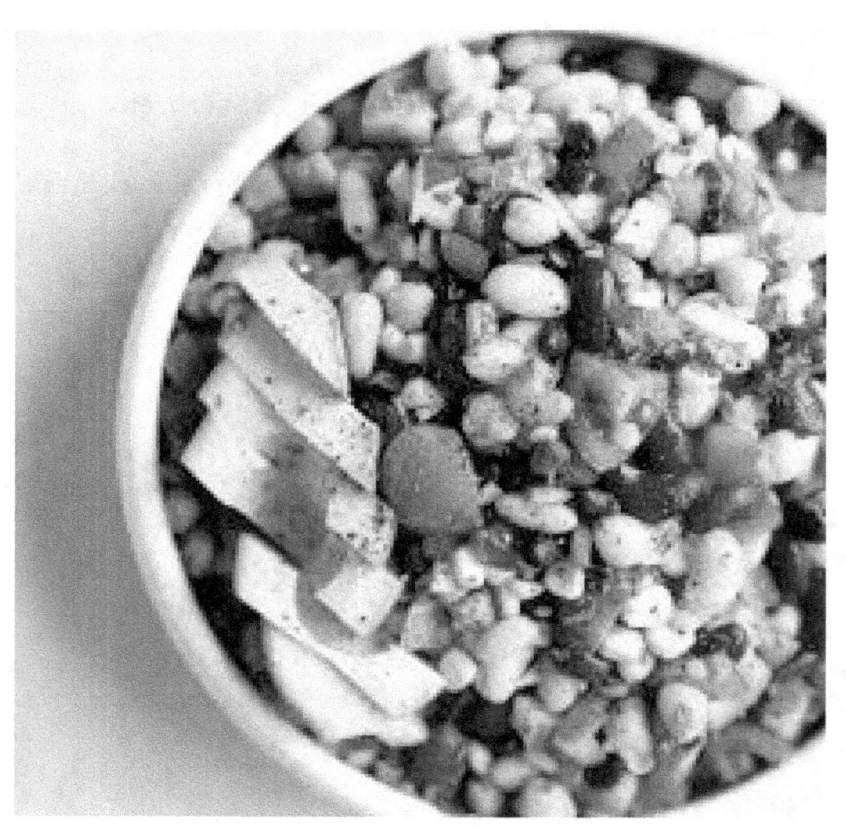

Mutabal tradicional libanez

(Gati për rreth 10 minuta | Shërben 6)

Për porcion: Kalori: 115; Yndyrë: 7.8 g; Karbohidratet: 9,8 g; Proteina: 2,9 g

Përbërësit

1 kile patëllxhan

1 qepë e grirë

1 lugë gjelle pastë hudhre

4 lugë gjelle tahini

1 lugë gjelle vaj kokosi

2 lugë gjelle lëng limoni

1/2 lugë çaji koriandër të bluar

1/4 filxhan karafil të bluar

1 lugë çaji speca të kuq

1 lugë çaji paprika e tymosur

Kripë deti dhe piper i zi i bluar, për shije

Adresat

Grijeni patëllxhanin në skarë derisa lëkura të bëhet e zezë; Qëroni patëllxhanët dhe vendoseni në tasin e procesorit tuaj të ushqimit.

Shtoni përbërësit e mbetur. Përziejini derisa gjithçka të përfshihet mirë.

Shërbejeni me crostini ose bukë pita, nëse dëshironi. Ju bëftë mirë!

qiqra të skuqura në stilin indian

(Gati për rreth 10 minuta | Shërben 8)

Për porcion: Kalori: 223; Yndyrë: 6,4 g; Karbohidratet: 32.2g; Proteina: 10.4 g

Përbërësit

2 gota qiqra të konservuara, të kulluara

2 lugë gjelle vaj ulliri

1/2 lugë hudhër pluhur

1/2 lugë paprika

1 lugë karri pluhur

1 lugë çaji garam masala

Kripë deti dhe piper i kuq, për shije

Adresat

Thajini qiqrat me peshqir letre. Lyejini qiqrat me vaj ulliri.

Piqini qiqrat në një furrë të parangrohur në 400 gradë F për rreth 25 minuta, duke i përzier një ose dy herë.

Hidhni qiqrat me erëza dhe shijojeni!

Avokado me salcë tahini

(Gati për rreth 10 minuta | 4 racione)

Për porcion: Kalori: 304; Yndyrë: 25,7 g; Karbohidratet: 17,6 g; Proteina: 6 g

Përbërësit

2 avokado të mëdha, të papastërta dhe të përgjysmuara

4 lugë gjelle tahini

4 lugë salcë soje

1 lugë gjelle lëng limoni

1/2 lugë çaji thekon piper të kuq

Kripë deti dhe piper i zi i bluar, për shije

1 lugë çaji hudhër pluhur

Adresat

Rregulloni gjysmat e avokados në një pjatë servirjeje.

Përzieni tahinin, salcën e sojës, lëngun e limonit, piperin e kuq, kripën, piperin e zi dhe hudhrën pluhur në një tas të vogël. Ndani salcën mes gjysmave të avokados.

Ju bëftë mirë!

Tots Sweet Patate Tater

(Gati për rreth 25 minuta + koha e ftohjes | 4 racione)

Për porcion: Kalori: 232; Yndyrë: 7,1 g; Karbohidratet: 37 g; Proteina: 8.4 g

Përbërësit

1 ½ kile patate të ëmbla, të grira

2 vezë chia

1/2 filxhan miell të thjeshtë

1/2 filxhan thërrime buke

3 lugë humus

Kripë deti dhe piper i zi, për shije.

1 luge vaj ulliri

1/2 filxhan lëng mishi me lëng mishi

Adresat

Filloni duke e ngrohur paraprakisht furrën në 395 gradë F. Vini një fletë pjekjeje me letër furre ose një rrogoz Silpat.

Përziejini të gjithë përbërësit, përveç salcës, derisa gjithçka të përfshihet mirë.

Rrotulloni brumin në topa të lëmuar dhe vendoseni në frigorifer për rreth 1 orë.

Piqini këto topa për rreth 25 minuta, duke i kthyer në gjysmë të kohës së gatimit. Ju bëftë mirë!

Dip piper i pjekur dhe domate

(Gati për rreth 35 minuta | 10 racione)

Për porcion: Kalori: 90; Yndyrë: 5,7 g; Karbohidratet: 8,5 g; Proteina: 1.9 g

Përbërësit

4 speca të kuq

4 domate

4 lugë gjelle vaj ulliri

1 qepë e kuqe, e grirë

4 thelpinj hudhre

4 gram qiqra të konservuara, të kulluara

Kripë deti dhe piper i zi i bluar, për shije

Adresat

Filloni duke e ngrohur paraprakisht furrën në 400 gradë F.

Vendosni specat dhe domatet në një tepsi të veshur me letër furre. Piqni për rreth 30 minuta; qëroni specat dhe i kaloni në procesorin e ushqimit bashkë me domatet e pjekura.

Ndërkohë, ngrohni 2 lugë vaj ulliri në një tigan mbi nxehtësinë mesatare në të lartë. Kaurdisni qepën dhe hudhrën për rreth 5 minuta ose derisa të zbuten.

Shtoni perimet e skuqura në procesorin e ushqimit. Shtoni qiqrat, kripën, piperin dhe vajin e mbetur të ullirit; procesojini derisa të bëhen kremoze dhe të lëmuara.

Ju bëftë mirë!

Përzierje klasike e festës

(Gati për rreth 1 orë e 5 minuta | 15 racione)

Për porcion: Kalori: 290; Yndyrë: 12.2 g; Karbohidratet: 39 g; Proteina: 7.5 g

Përbërësit

5 gota përzierje misri vegan

3 gota mini gjevrek vegan

1 filxhan bajame të thekura

1/2 filxhan pepita të thekura

1 lugë maja ushqyese

1 luge uthull balsamike

1 lugë gjelle salcë soje

1 lugë çaji hudhër pluhur

1/3 filxhan gjalpë vegan

Adresat

Filloni duke e ngrohur paraprakisht furrën në 250 gradë F. Vini një fletë të madhe pjekjeje me letër furre ose një rrogoz Silpat.

Kombinoni drithërat, gjevrekët, bajamet dhe pepitat në një tas për servirje.

Në një tenxhere të vogël shkrini përbërësit e mbetur në zjarr të moderuar. Hidhni salcën mbi përzierjen e kokrrave dhe arrave.

Piqeni për rreth 1 orë, duke e përzier çdo 15 minuta, derisa të marrë ngjyrë të artë dhe aromatik. Transferoni në një raft teli që të ftohet plotësisht. Ju bëftë mirë!

Hudhra dhe vaj ulliri crostini

(Gati për rreth 10 minuta | 4 racione)

Për porcion: Kalori: 289; Yndyrë: 8,2 g; Karbohidratet: 44,9 g; Proteina: 9,5 g

Përbërësit

1 bagutë gruri integral, i prerë në feta

4 lugë gjelle vaj ulliri ekstra të virgjër

1/2 lugë kripë deti

3 thelpinj hudhër, të ndara në gjysmë

Adresat

Ngrohni grilin.

Lyejeni çdo fetë buke me vaj ulliri dhe spërkateni me kripë deti. Vendoseni nën brojlerin e parangrohur për rreth. 2 minuta ose derisa të skuqet lehtë.

Fërkojeni çdo fetë bukë me hudhër dhe shërbejeni. Ju bëftë mirë!

Qofte klasike vegane

(Gati për rreth 15 minuta | Shërben 4)

Për porcion: Kalori: 159; Yndyrë: 9,2 g; Karbohidratet: 16,3 g; Proteina: 2,9 g

Përbërësit

1 filxhan oriz kaf, i gatuar dhe i ftohur

1 filxhan fasule të konservuara ose të ziera, të kulluara

1 lugë çaji hudhër të freskët të grirë imët

1 qepë e vogël, e grirë

Kripë deti dhe piper i zi i bluar, për shije

1/2 lugë piper kajen

1/2 lugë paprika e tymosur

1/2 lugë fara koriandër

1/2 lugë fara sinapi koriandër

2 lugë gjelle vaj ulliri

Adresat

Në një tas, përzieni tërësisht të gjithë përbërësit përveç vajit të ullirit. Përziejini që të bashkohen mirë, më pas me duar të lyera me vaj e formoni masën në topa të lëmuar.

Më pas, ngrohni vajin e ullirit në një tigan që nuk ngjit mbi nxehtësinë mesatare. Kur të jenë të nxehta, skuqni qoftet për rreth 10 minuta derisa të marrin ngjyrë kafe të artë nga të gjitha anët.

Shërbejeni me shkopinj koktej dhe shijojeni!

Parsnips balsamik të pjekur

(Gati për rreth 30 minuta | 6 racione)

Për porcion: Kalori: 174; Yndyrë: 9,3 g; Karbohidratet: 22.2g; Proteina: 1.4 g

Përbërësit

1 ½ kile majdanoz, të prerë në shkopinj

1/4 filxhan vaj ulliri

1/4 filxhan uthull balsamike

1 lugë çaji mustardë Dijon

1 lugë fara kopër

Kripë deti dhe piper i zi i bluar, për shije

1 lugë çaji përzierje erëzash mesdhetare

Adresat

Përziejini të gjithë përbërësit në një tas derisa majdanozi të jetë lyer mirë.

Piqini majdanozët në një furrë të parangrohur në 400 gradë F për rreth. 30 minuta, duke e trazuar në gjysmë të kohës së gatimit.

Shërbejeni në temperaturë ambienti dhe shijojeni!

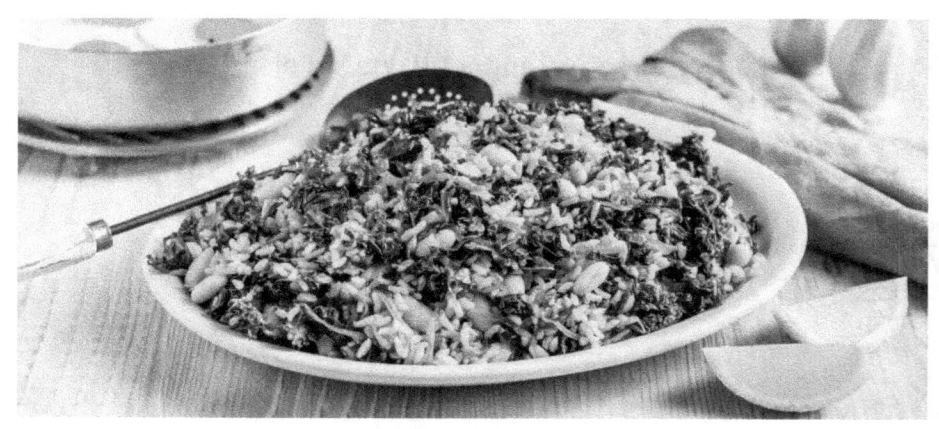

Baba Ganoush tradicional

(Gati për rreth 25 minuta | Shërben 8)

Për porcion: Kalori: 104; Yndyrë: 8,2 g; Karbohidratet: 5,3 g; Proteina: 1.6 g

Përbërësit

1 kile patëllxhan, të prerë në feta

1 lugë çaji kripë deti të trashë

3 lugë gjelle vaj ulliri

3 lugë gjelle lëng limoni të freskët

2 thelpinj hudhre, te grira holle

3 lugë gjelle tahini

1/4 lugë karafil të bluar

1/2 lugë çaji qimnon i bluar

2 lugë majdanoz të freskët të grirë

Adresat

Fërkoni kripë deti në të gjithë fetat e patëllxhanit. Më pas vendosini në një kullesë dhe lërini të qëndrojnë për rreth 15 minuta; kullojeni, shpëlajeni dhe thajeni me peshqir kuzhine.

Grijeni patëllxhanin në skarë derisa lëkura të bëhet e zezë; Qëroni patëllxhanët dhe vendoseni në tasin e procesorit tuaj të ushqimit.

Shtoni vajin e ullirit, lëngun e limonit, hudhrën, tahinin, karafilin dhe qimnonin. Përziejini derisa gjithçka të përfshihet mirë.

Dekoroni me gjethe të freskëta majdanozi dhe shijojeni!

Kafshimet e gjalpit të kikirikut

(Gati për rreth 5 minuta | 2 racione)

Për porcion: Kalori: 143; Yndyrë: 3,9 g; Karbohidratet: 26,3 g; Proteina: 2.6 g

Përbërësit

  8 hurma të freskëta, të zbrazura dhe të përgjysmuara

  8 lugë çaji gjalpë kikiriku

  1/4 lugë kanellë të bluar

Adresat

  Mes gjysmave të hurmave lyeni gjalpin e kikirikut.

  Spërkateni me kanellë dhe shërbejeni menjëherë. Ju bëftë mirë!

dip lulelakër të skuqur

(Gati për rreth 30 minuta | Shërben 7)

Për porcion: Kalori: 142; Yndyrë: 12,5 g; Karbohidratet: 6,3 g; Proteina: 2,9 g

Përbërësit

1 kile lulelakër lulesh

1/4 filxhan vaj ulliri

4 lugë gjelle tahini

1/2 lugë paprika

Kripë deti dhe piper i zi i bluar, për shije

2 lugë gjelle lëng limoni të freskët

2 thelpinj hudhre, te grira holle

Adresat

Filloni duke e ngrohur furrën në 420 gradë F. Hidhni lulelakrat me vaj ulliri dhe vendosini në një tepsi të veshur me letër furre.

Piqini për rreth 25 minuta ose derisa të zbuten.

Më pas grijeni lulelakrën së bashku me pjesën tjetër të përbërësve duke shtuar lëngun e gatimit sipas nevojës.

Spërkateni me pak vaj ulliri shtesë, nëse dëshironi. Ju bëftë mirë!

rrotulla të thjeshta kungujsh

(Gati për rreth 10 minuta | Shërben 5)

Për porcion: Kalori: 99; Yndyrë: 4.4 g; Karbohidratet: 12.1g; Proteina: 3.1 g

Përbërësit

1 filxhan humus, mundësisht i bërë vetë

1 domate mesatare, e prerë

1 lugë mustardë

1/4 luge rigon

1/2 lugë piper kajen

Kripë deti dhe piper i zi i bluar, për shije

1 kungull i njomë i madh, i prerë në rripa

2 lugë borzilok të freskët të grirë

2 lugë majdanoz të freskët të grirë

Adresat

Në një enë bashkojmë humusin, domatet, mustardën, rigonin, piperin e kuq, kripën dhe piperin e zi derisa të bashkohen mirë.

Ndani mbushjen midis shiritave të kungujve dhe përhapeni në mënyrë të barabartë. Rrotulloni kungujt dhe zbukurojini me borzilok të freskët dhe majdanoz.

Ju bëftë mirë!

Chipotle Patate të skuqura

(Gati për rreth 45 minuta | Shërben 4)

Për porcion: Kalori: 186; Yndyrë: 7,1 g; Karbohidratet: 29,6 g; Proteina: 2.5 g

Përbërësit

4 patate të ëmbla mesatare, të qëruara dhe të prera në copa

2 lugë gjelle vaj kikiriku

Kripë deti dhe piper i zi i bluar, për shije

1 lugë çaji chipotle pluhur djegës

1/4 lugë gjelle erëza të grira

1 lugë çaji sheqer kaf

1 lugë çaji rozmarinë e tharë

Adresat

Përzieni patatet e ëmbla me përbërësit e mbetur.

Piqni patate të skuqura në 375 gradë F për rreth 45 minuta ose derisa të marrin ngjyrë kafe të artë; sigurohuni që të përzieni të skuqurat një ose dy herë.

Shërbejeni me salcën tuaj të preferuar, nëse dëshironi. Ju bëftë mirë!

Salcë me fasule Cannelini

(Gati për rreth 10 minuta | Shërben 6)

Për porcion: Kalori: 123; Yndyrë: 4,5 g; Karbohidratet: 15,6 g; Proteina: 5.6 g

Përbërësit

10 gram fasule cannelini të konservuara, të kulluara

1 thelpi hudhër të grirë imët

2 speca të pjekura, të prera në feta

Piper i zi deti i freskët i bluar, për shije

1/2 lugë çaji qimnon i bluar

1/2 lugë fara mustarde

1/2 lugë çaji gjethe dafine të bluara

3 lugë gjelle tahini

2 lugë majdanoz të freskët italian, të grirë

Adresat

Hidhini të gjithë përbërësit përveç majdanozit në tasin e blenderit ose të procesorit të ushqimit. Blitz derisa të kombinohen mirë.

Hidheni salcën në një tas për servirje dhe zbukurojeni me majdanoz të freskët.

Shërbejeni me tableta pita, patate të skuqura tortilla ose shkopinj perimesh, nëse dëshironi. Kënaquni!

Lulelakra e skuqur pikante

(Gati për rreth 25 minuta | 6 racione)

Për porcion: Kalori: 115; Yndyrë: 9,3 g; Karbohidratet: 6,9 g; Proteina: 5.6 g

Përbërësit

1 ½ paund lulelakër lulesh

1/4 filxhan vaj ulliri

4 lugë gjelle uthull molle

2 thelpinj hudhra, të shtypura

1 lugë çaji borzilok të thatë

1 lugë çaji rigon të tharë

Kripë deti dhe piper i zi i bluar, për shije

Adresat

Filloni duke e ngrohur furrën në 420 gradë F.

Hidhni lulelakra me përbërësit e mbetur.

Vendosni lulelakrat në një tepsi të veshur me letër furre. Piqini lulelakrat në furrën e nxehur më parë për rreth 25 minuta ose derisa të karbonizohen pak.

Ju bëftë mirë!

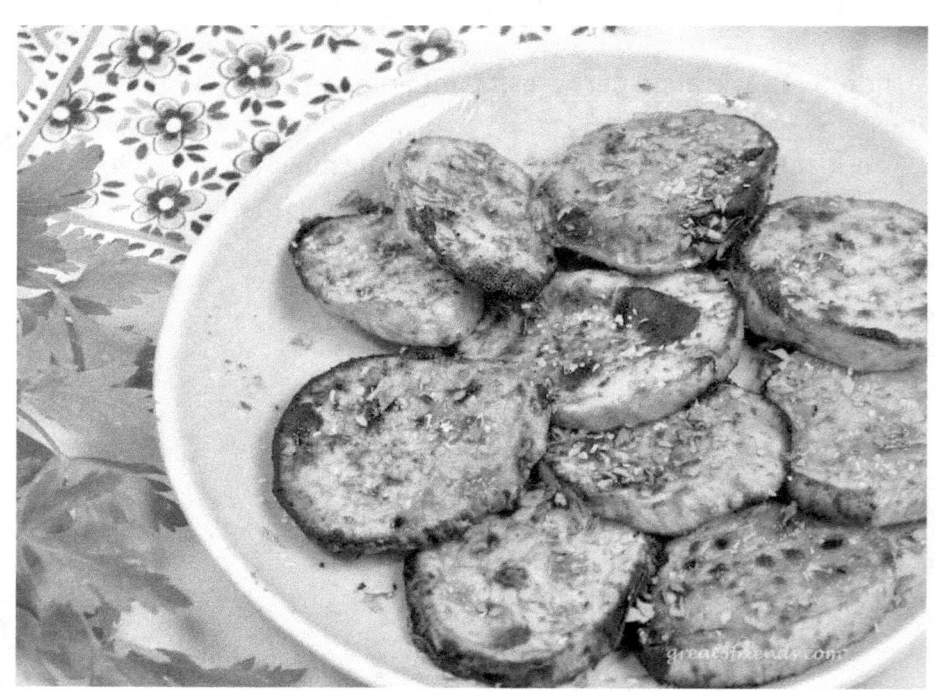

Toum i thjeshtë libanez

(Gati për rreth 10 minuta | Shërben 6)

Për porcion: Kalori: 252; Yndyrë: 27 g; Karbohidratet: 3,1 g; Proteina: 0.4 g

Përbërësit

2 koka hudhra

1 lugë çaji kripë deti të trashë

1 ½ filxhan vaj ulliri

1 limon i saposhtrydhur

2 gota karota, të prera në shkrepse

Adresat

Pureni thelpinjtë e hudhrës dhe kripën në një përpunues ushqimi në një blender me shpejtësi të lartë derisa të bëhen kremoze dhe të lëmuara, duke gërvishtur anët e enës.

Gradualisht dhe ngadalë shtoni vaj ulliri dhe lëng limoni, duke alternuar këto dy përbërës për të bërë një salcë me gëzof.

Përziejini derisa salca të trashet. Shërbejeni me shkopinj karrote dhe shijojeni!

Avokado me salcë pikante me xhenxhefil

(Gati për rreth 10 minuta | 4 racione)

Për porcion: Kalori: 295; Yndyrë: 28,2 g; Karbohidratet: 11,3 g; Proteina: 2.3 g

Përbërësit

2 avokado, pa koren dhe te pergjysmuara

1 thelpi hudhër, e shtypur

1 lugë çaji xhenxhefil të freskët, të qëruar dhe të grirë imët

2 luge uthull balsamike

4 lugë gjelle vaj ulliri ekstra të virgjër

Kripë Kosher dhe piper i zi i bluar, për shije

Adresat

Rregulloni gjysmat e avokados në një pjatë servirjeje.

Përzieni hudhrën, xhenxhefilin, uthullën, vajin e ullirit, kripën dhe piperin e zi në një tas të vogël. Ndani salcën mes gjysmave të avokados.

Ju bëftë mirë!

Përzierje rostiçeri me qiqra

(Gati për rreth 30 minuta | Shërben 8)

Për porcion: Kalori: 109; Yndyrë: 7,9 g; Karbohidratet: 7,4 g; Proteina: 3.4 g

Përbërësit

1 filxhan qiqra të pjekura, të kulluara

2 lugë gjelle vaj kokosi i shkrirë

1/4 filxhan fara kungulli të papërpunuara

1/4 filxhan gjysma arre të papërpunuara

1/3 filxhan qershi të thata

Adresat

Thajini qiqrat me peshqir letre. Lyejini qiqrat me vaj kokosi.

Piqini qiqrat në një furrë të parangrohur në 380 gradë F për rreth 20 minuta, duke i përzier një ose dy herë.

Përzieni qiqrat me farat e kungullit dhe gjysmat e arrës. Vazhdoni pjekjen derisa pekanët të jenë aromatike, rreth 8 minuta; lëreni të ftohet plotësisht.

Shtoni qershitë e thata dhe përziejini të bashkohen. Ju bëftë mirë!

Salcë Muhammara me një kthesë

(Përfunduar për rreth 35 minuta | Shërben 9)

Për porcion: Kalori: 149; Yndyrë: 11,5 g; Karbohidratet: 8,9 g; Proteina: 2.4 g

Përbërësit

3 speca të kuq

5 lugë vaj ulliri

2 thelpinj hudhre, te grira holle

1 domate të grirë

3/4 filxhani thërrime buke

2 luge gjelle melase

1 lugë qimnon i bluar

1/4 fara luledielli të thekura

1 piper Maras, i grire

2 lugë gjelle tahini

Kripë deti dhe piper i kuq, për shije

Adresat

Filloni duke e ngrohur paraprakisht furrën në 400 gradë F.

Vendosni specat në një tepsi të veshur me letër furre. Piqni për rreth 30 minuta; qëroni specat dhe i kaloni në procesorin e ushqimit.

Ndërkohë, ngrohni 2 lugë vaj ulliri në një tigan mbi nxehtësinë mesatare në të lartë. Skuqini hudhrat dhe domatet për rreth 5 minuta ose derisa të zbuten.

Shtoni perimet e skuqura në procesorin e ushqimit. Shtoni përbërësit e mbetur dhe përpunoni derisa të bëhen krem dhe të butë.

Ju bëftë mirë!

Spinaq, qiqra dhe crostini hudhër

(Gati për rreth 10 minuta | Shërben 6)

Për porcion: Kalori: 242; Yndyrë: 6,1 g; Karbohidratet: 38,5 g; Proteina: 8,9 g

Përbërësit

1 bagutë, e prerë në feta

4 lugë gjelle vaj ulliri ekstra të virgjër

Kripë deti dhe piper i kuq, për shije

3 thelpinj hudhre, te grira holle

1 filxhan qiqra të ziera, të kulluara

2 gota spinaq

1 lugë gjelle lëng limoni të freskët

Adresat

Ngrohni grilin.

I lyejmë fetat e bukës me 2 lugë vaj ulliri dhe i spërkasim me kripë deti dhe piper të kuq. Vendoseni nën brojlerin e parangrohur për rreth. 2 minuta ose derisa të skuqet lehtë.

Në një enë përzieni tërësisht hudhrën, qiqrat, spinaqin, lëngun e limonit dhe 2 lugët e mbetura vaj ulliri.

Hidhni përzierjen e qiqrave mbi çdo tost. Ju bëftë mirë!

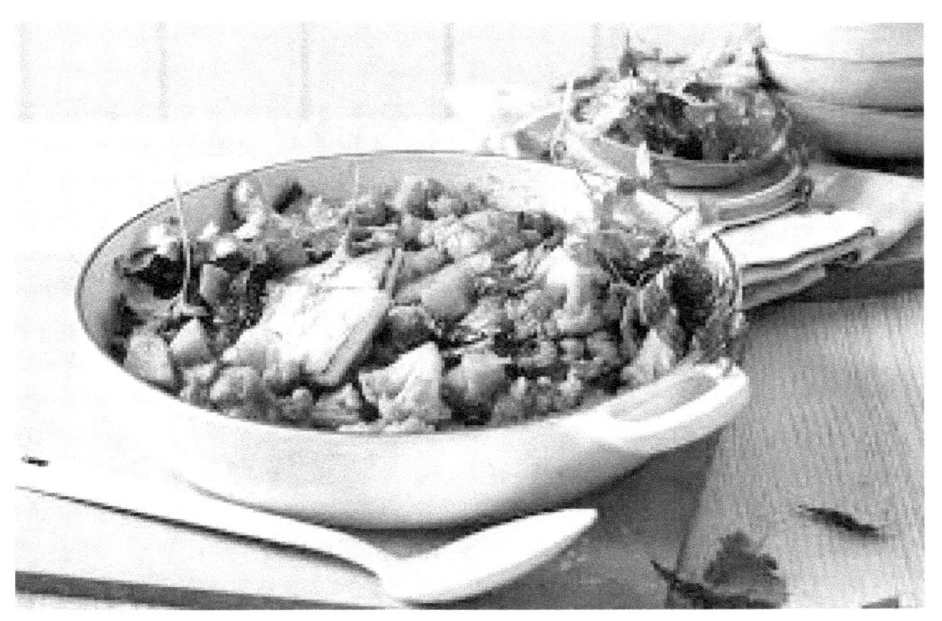

Kërpudha "Meatballs" dhe fasule Cannelini

(Gati për rreth 15 minuta | Shërben 4)

Për porcion: Kalori: 195; Yndyrë: 14,1 g; Karbohidratet: 13.2g; Proteina: 3,9 g

Përbërësit

4 lugë gjelle vaj ulliri

1 filxhan kërpudha të copëtuara

1 qepe e grirë hollë

2 thelpinj hudhre, te grira holle

1 filxhan fasule kanelini të konservuara ose të ziera, të kulluara

1 filxhan quinoa të gatuar

Kripë deti dhe piper i zi i bluar, për shije

1 lugë çaji paprika e tymosur

1/2 lugë çaji thekon piper të kuq

1 lugë fara sinapi

1/2 lugë kopër të thatë

Adresat

Ngrohni 2 lugë gjelle vaj ulliri në një tigan që nuk ngjit. Kur të nxehet, gatuajini kërpudhat dhe qepujt për 3 minuta ose derisa të zbuten.

Shtoni hudhrën, fasulet, quinoan dhe erëzat. Përziejini që të bashkohen mirë, më pas me duar të lyera me vaj e formoni masën në topa të lëmuar.

Më pas, ngrohni 2 lugët e mbetura vaj ulliri në një tigan që nuk ngjit mbi nxehtësinë mesatare. Kur të jenë të nxehta, skuqni qoftet për rreth 10 minuta derisa të marrin ngjyrë kafe të artë nga të gjitha anët.

Shërbejeni me shkopinj koktej. Ju bëftë mirë!

Kastraveci i rrumbullakosur me humus

(Gati për rreth 10 minuta | Shërben 6)

Për porcion: Kalori: 88; Yndyrë: 3.6 g; Karbohidratet: 11,3 g; Proteina: 2.6 g

Përbërësit

1 filxhan humus, mundësisht i bërë vetë

2 domate të mëdha, të prera në kubikë

1/2 lugë çaji thekon piper të kuq

Kripë deti dhe piper i zi i bluar, për shije

2 kastraveca angleze, te prera ne feta

Adresat

Ndani salcën e humusit midis fetave të kastravecit.

Sipër ato me domate; mbi çdo kastravec spërkatni thekon piper të kuq, kripë dhe piper të zi.

Shërbejeni shumë të ftohtë dhe shijojeni!

Kafshata Jalapeno të mbushura

(Gati për rreth 15 minuta | 6 racione)

Për porcion: Kalori: 108; Yndyrë: 6,6 g; Karbohidratet: 7,3 g; Proteina: 5.3 g

Përbërësit

1/2 filxhan fara luledielli të papërpunuara, të njomura gjatë natës dhe të kulluara

4 lugë qiqra të grira

1 lugë çaji hudhër të grirë imët

3 lugë maja ushqyese

1/2 filxhan krem me qepë

1/2 lugë piper kajen

1/2 lugë fara mustarde

12 jalapeños, të përgjysmuara dhe të mbjella me fara

1/2 filxhan thërrime buke

Adresat

Kombinoni farat e papërpunuara të lulediellit, qepët, hudhrat, majanë ushqyese, supën, specin kajen dhe farat e mustardës në një përpunues ushqimi ose blender me shpejtësi të lartë derisa të përzihen mirë.

Hedhim masën në jalapeños dhe i mbulojmë me thërrime buke.

Piqini në furrë të parangrohur në 400 gradë F për rreth 13 minuta ose derisa specat të zbuten. Shërbejeni të ngrohtë.

Ju bëftë mirë!

Unaza meksikane të qepëve

(Gati për rreth 35 minuta | 6 racione)

Për porcion: Kalori: 213; Yndyrë: 10,6 g; Karbohidratet: 26.2g; Proteina: 4.3 g

Përbërësit

2 qepë mesatare, të prera në rrathë

1/4 filxhan miell për të gjitha përdorimet

1/4 filxhan miell spelled

1/3 filxhan qumësht orizi, pa sheqer

1/3 filxhan birrë

Kripë deti dhe piper i zi i bluar, për shije

1/2 lugë piper kajen

1/2 lugë fara mustarde

1 filxhan patate të skuqura tortilla, të grimcuara

1 luge vaj ulliri

Adresat

Filloni duke e ngrohur furrën në 420 gradë F.

Në një tas të cekët, përzieni miellin, qumështin dhe birrën.

Në një tas tjetër të cekët, përzieni erëzat me patate të skuqura tortilla të grimcuara. Kthejeni rrathët e qepës në përzierjen e miellit.

Më pas i kalojmë mbi përzierjen e erëzave, duke i shtypur që të lyhen mirë.

Vendosini rrathët e qepëve në një tepsi të veshur me letër pjekjeje. Lyejeni me vaj ulliri dhe piqni për rreth 30 minuta. Ju bëftë mirë!

Perime me rrënjë të pjekura

(Gati për rreth 35 minuta | 6 racione)

Për porcion: Kalori: 261; Yndyrë: 18,2 g; Karbohidratet: 23.3g; Proteina: 2.3 g

Përbërësit

1/4 filxhan vaj ulliri

2 karota, të qëruara dhe të prera në copa 1½ inç

2 majdanoz, të qëruar dhe të prerë në copa 1 ½ inç

1 kërcell selino, i qëruar dhe i prerë në copa 1 ½ inç

1 kile patate të ëmbla, të qëruara dhe të prera në copa 1 ½ inç

1/4 filxhan vaj ulliri

1 lugë fara sinapi

1/2 lugë çaji borzilok

1/2 lugë rigon

1 lugë çaji speca të kuq

1 lugë çaji trumzë e tharë

Kripë deti dhe piper i zi i bluar, për shije

Adresat

Hidhni perimet me përbërësit e mbetur derisa të mbulohen mirë.

Piqini perimet në një furrë të parangrohur në 400 gradë F për rreth 35 minuta, duke i përzier në gjysmë të kohës së gatimit.

Shijoni, rregulloni erëzat dhe shërbejeni të nxehtë. Ju bëftë mirë!

Dip humus i stilit indian

(Gati për rreth 10 minuta | Shërben 10)

Për porcion: Kalori: 171; Yndyrë: 10,4 g; Karbohidratet: 15.3g; Proteina: 5.4 g

Përbërësit

20 gram qiqra të konservuara ose të ziera, të kulluara

1 lugë çaji hudhër të prerë në feta

1/4 filxhan tahini

1/4 filxhan vaj ulliri

1 gëlqere e saposhtrydhur

1/4 lugë shafran i Indisë

1/2 lugë çaji pluhur qimnoni

1 lugë karri pluhur

1 lugë fara koriandër

1/4 filxhan qiqra të lëngshme, ose më shumë sipas nevojës

2 lugë gjelle koriandër të freskët, të grirë

Adresat

Përzieni qiqrat, hudhrën, tahinin, vajin e ullirit, gëlqeren, shafranin e Indisë, qimnonin, pluhurin e kerit dhe farat e koriandërit në blender ose në procesorin e ushqimit.

Përziejini deri në konsistencën e dëshiruar, shtoni gradualisht lëngun e qiqrave.

Vendoseni në frigorifer derisa të jeni gati për t'u shërbyer. Dekoroni me koriandër të freskët.

Shërbejeni me bukë naan ose shkopinj perimesh, nëse dëshironi. Ju bëftë mirë!

Dip fasule të pjekura dhe karrota

(Gati për rreth 55 minuta | Shërben 10)

Për porcion: Kalori: 121; Yndyrë: 8,3 g; Karbohidratet: 11.2 g; Proteina: 2.8 g

Përbërësit

1 ½ kile karota, të copëtuara

2 lugë gjelle vaj ulliri

4 lugë gjelle tahini

8 ons fasule cannellini të konservuara, të kulluara

1 lugë çaji hudhër të grirë imët

2 lugë gjelle lëng limoni

2 lugë salcë soje

Kripë deti dhe piper i zi i bluar, për shije

1/2 lugë paprika

1/2 lugë kopër të thatë

1/4 filxhan pepita të thekura

Adresat

Filloni duke e ngrohur paraprakisht furrën në 390 gradë F. Vini një fletë pjekjeje me letër furre.

Tani hidhni karotat me vaj ulliri dhe vendosini në tepsi të përgatitur.

Piqini karotat në skarë për rreth 50 minuta ose derisa të zbuten. Transferoni karotat e grira në tasin e procesorit tuaj të ushqimit.

Shtoni tahinin, fasulet, hudhrën, lëngun e limonit, salcën e sojës, kripën, piperin e zi, paprikën dhe koprën. Procedoni derisa salca juaj të jetë kremoze dhe e lëmuar.

Dekorojeni me pepita të thekura dhe shërbejeni me tavat sipas dëshirës tuaj. Ju bëftë mirë!

Sushi i shpejtë dhe i lehtë me kunguj të njomë

(Gati për rreth 10 minuta | Shërben 5)

Për porcion: Kalori: 129; Yndyrë: 6.3 g; Karbohidratet: 15,9 g; Proteina: 2.5 g

Përbërësit

1 filxhan oriz i gatuar

1 karotë e grirë

1 qepë e vogël, e grirë në rende

1 avokado, e prerë

1 thelpi hudhër të grirë imët

Kripë deti dhe piper i zi i bluar, për shije

1 kungull i njomë mesatar, i prerë në rripa

Salcë Wasabi, për servirje

Adresat

Në një enë bashkojmë mirë orizin, karrotën, qepën, avokadon, hudhrën, kripën dhe piperin e zi.

Ndani mbushjen midis shiritave të kungujve dhe përhapeni në mënyrë të barabartë. Rrotulloni kungulleshkat dhe shërbejini me salcë wasabi.

Ju bëftë mirë!

Domate qershi me humus

(Gati për rreth 10 minuta | Shërben 8)

Për porcion: Kalori: 49; Yndyrë: 2,5 g; Karbohidratet: 4,7 g; Proteina: 1.3 g

Përbërësit

- 1/2 filxhan humus, mundësisht i bërë në shtëpi
- 2 lugë majonezë vegane
- 1/4 filxhan qiqra të grira
- 16 domate qershi, hiqni tulin
- 2 lugë gjelle koriandër të freskët të copëtuar

Adresat

Kombinoni humusin, majonezën dhe qepën në një tas mirë.

Ndani përzierjen e humusit midis domateve. E zbukurojmë me koriandër të freskët dhe e shërbejmë.

Ju bëftë mirë!

Kërpudha të pjekura në furrë

(Gati për rreth 20 minuta | Shërben 4)

Për porcion: Kalori: 136; Yndyrë: 10,5 g; Karbohidratet: 7,6 g; Proteina: 5.6 g

Përbërësit

1 ½ kile kërpudha, të pastruara

3 lugë gjelle vaj ulliri

3 thelpinj hudhre, te grira holle

1 lugë çaji rigon të tharë

1 lugë çaji borzilok të thatë

1/2 lugë çaji rozmarinë të tharë

Kripë Kosher dhe piper i zi i bluar, për shije

Adresat

Përziejini kërpudhat me përbërësit e mbetur.

Vendosni kërpudhat në një tepsi të mbuluar me letër pjekjeje.

Piqini kërpudhat në furrë të parangrohur në 420 gradë F për rreth 20 minuta ose derisa të jenë të buta dhe aromatike.

Rregulloni kërpudhat në një pjatë dhe shërbejini me shkopinj koktej. Ju bëftë mirë!

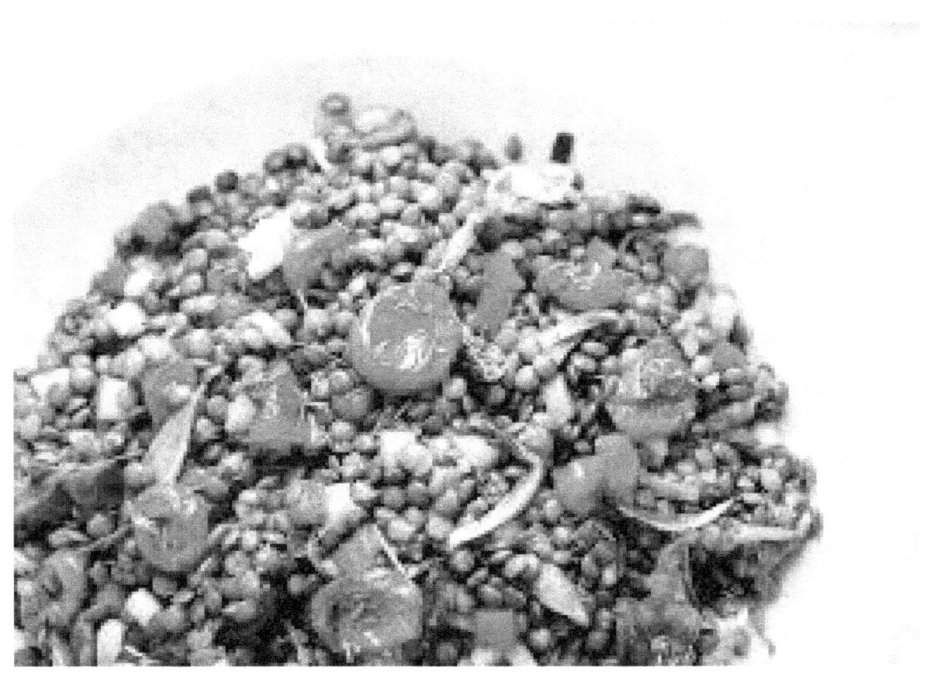

Patate të skuqura kale me djathë

(Gati për përafërsisht 1 orë e 30 minuta | Shërben 6)

Për porcion: Kalori: 121; Yndyrë: 7,5 g; Karbohidratet: 8.4g; Proteina: 6,5 g

Përbërësit

1/2 filxhan fara luledielli, të njomura gjatë natës dhe të kulluara

1/2 filxhan shqeme, të njomura gjatë natës dhe të kulluara

1/3 filxhan maja ushqyese

2 lugë gjelle lëng limoni

1 lugë çaji pluhur qepë

1 lugë çaji hudhër pluhur

1 lugë paprika

Kripë deti dhe piper i zi i bluar, për shije

1/2 filxhan ujë

4 gota lakër jeshile, të prera në copa

Adresat

Kombinoni farat e papërpunuara të lulediellit, shqeme, majanë ushqyese, lëngun e limonit, pluhurin e qepës, pluhurin e hudhrës, paprikën, kripën, piperin e zi të bluar dhe ujin në përpunuesin e ushqimit ose blenderin me shpejtësi të lartë derisa të përzihen mirë.

Derdhni përzierjen mbi gjethet e lakër jeshile dhe hidheni derisa të mbulohen mirë.

Piqini në furrë të parangrohur në 220 gradë F për rreth 1 orë e 30 minuta ose derisa të bëhen krokante.

Ju bëftë mirë!

Varka me avokado me humus

(Gati për rreth 10 minuta | 4 racione)

Për porcion: Kalori: 297; Yndyrë: 21.2 g; Karbohidratet: 23,9 g; Proteina: 6 g

Përbërësit

1 lugë gjelle lëng limoni të freskët

2 avokado të pjekura, të përgjysmuara dhe të zbrazura

8 gram humus

1 thelpi hudhër të grirë imët

1 domate mesatare, e prerë

Kripë deti dhe piper i zi i bluar, për shije

1/2 lugë çaji pluhur shafran i Indisë

1/2 lugë piper kajen

1 lugë gjelle tahini

Adresat

Hidhni lëng limoni të freskët mbi gjysmat e avokados.

Kombinoni humusin, hudhrën, domaten, kripën, piperin e zi, shafranin e Indisë pluhur, piperin e kuq dhe tahinin. Hidheni mbushjen në avokadot tuaja.

Shërbejeni menjëherë.

Kërpudha të mbushura me Nacho

(Gati për rreth 25 minuta / Shërben 5)

Për porcion: Kalori: 210; Yndyrë: 13,4 g; Karbohidratet: 17,7 g; Proteina: 6.9 g

Përbërësit

1 filxhan patate të skuqura tortilla, të grimcuara

1 filxhan fasule të zeza të gatuara ose të konservuara, të kulluara

4 lugë gjelle gjalpë vegan

2 lugë gjelle tahini

4 lugë qiqra të grira

1 lugë çaji hudhër të grirë imët

1 jalapeno e grirë hollë

1 lugë çaji rigon meksikan

1 lugë piper kajen

Kripë deti dhe piper i zi i bluar, për shije

15 kërpudha mesatare, të pastruara, pa kërcell

Adresat

Përziejini tërësisht të gjithë përbërësit, përveç kërpudhave, në një tas.

Ndani përzierjen e nachos midis kërpudhave tuaja.

Piqini në furrë të parangrohur në 350 gradë F për rreth 20 minuta ose derisa të jenë të buta dhe të gatuara. Ju bëftë mirë!

Mbështjellja e sallatës me humus dhe avokado

(Gati për rreth 10 minuta | Shërben 6)

Për porcion: Kalori: 115; Yndyrë: 6,9 g; Karbohidratet: 11,6 g; Proteina: 2.6 g

Përbërësit

1/2 filxhan humus

1 domate të grirë

1 karotë e grirë

1 avokado mesatare, të prerë dhe të prerë në kubikë

1 lugë çaji uthull të bardhë

1 lugë salcë soje

1 lugë çaji shurup agave

1 lugë gjelle salcë Sriracha

1 lugë çaji hudhër të grirë imët

1 lugë çaji xhenxhefil të sapo grirë

Kripë Kosher dhe piper i zi i bluar, për shije

1 kokë marule gjalpë, e ndarë në gjethe

Adresat

Kombinoni mirë humusin, domatet, karotën dhe avokadon. Kombinoni uthull të bardhë, salcë soje, shurup agave, salcë Sriracha, hudhër, xhenxhefil, kripë dhe piper të zi.

Ndani mbushjen mes gjetheve të marules, rrotulloni ato dhe shërbejeni me salcë anash.

Ju bëftë mirë!

Lakrat e Brukselit të pjekura

(Gati për rreth 35 minuta | 6 racione)

Për porcion: Kalori: 151; Yndyrë: 9,6 g; Karbohidratet: 14,5 g; Proteina: 5.3 g

Përbërësit

2 kilogramë lakrat e Brukselit

1/4 filxhan vaj ulliri

Kripë deti e trashë dhe piper i zi i bluar, sipas shijes

1 lugë çaji speca të kuq

1 lugë çaji rigon të tharë

1 lugë çaji majdanoz i tharë

1 lugë fara sinapi

Adresat

Hidhni lakrat e Brukselit me përbërësit e mbetur derisa të mbulohen mirë.

Piqini perimet në një furrë të parangrohur në 400 gradë F për rreth 35 minuta, duke i përzier në gjysmë të kohës së gatimit.

Shijoni, rregulloni erëzat dhe shërbejeni të nxehtë. Ju bëftë mirë!

Poblano Sweet Patate Poppers

(Gati për rreth 25 minuta | Shërben 7)

Për porcion: Kalori: 145; Yndyrë: 3.6 g; Karbohidratet: 24,9 g; Proteina: 5.3 g

Përbërësit

1/2 kile lulelakër, të prerë dhe të prerë

1 kile patate të ëmbla, të qëruara dhe të prera në kubikë

1/2 filxhan qumësht shqeme, pa sheqer

1/4 filxhan majonezë vegane

1/2 lugë karri pluhur

1/2 lugë piper kajen

1/4 lugë çaji kopër të thatë

Piper i zi nga deti dhe toka, sipas shijes

1/2 filxhan thërrime buke të freskëta

14 speca poblano të freskëta, të përgjysmuara, me fara

Adresat

Ziejini lulelakrën dhe patatet e ëmbla për rreth 10 minuta ose derisa të zbuten. Tani grijini ato me qumësht shqeme.

Shtoni majonezë vegane, pluhur kerri, piper kajen, kopër, kripë dhe piper të zi.

Masën e derdhim tek specat dhe i mbulojmë me thërrime buke.

Piqini në furrë të parangrohur në 400 gradë F për rreth 13 minuta ose derisa specat të zbuten.

Ju bëftë mirë!

Patate të skuqura kungull i njomë të pjekur

(Gati për rreth 1 orë e 30 minuta | Shërben 7)

Për porcion: Kalori: 48; Yndyrë: 4.2 g; Karbohidratet: 2 g; Proteina: 1.7 g

Përbërësit

- 1 kile kungull i njomë, i prerë në feta 1/8 inç të trashë
- 2 lugë gjelle vaj ulliri
- 1/2 lugë rigon të thatë
- 1/2 lugë çaji borzilok të tharë
- 1/2 lugë çaji thekon piper të kuq
- Kripë deti dhe piper i zi i bluar, për shije

Adresat

Përziejini kungull i njomë me përbërësit e mbetur.

Rendisim fetat e kungujve në një shtresë të vetme në një tepsi të veshur me letër furre.

Piqni në 235 gradë F për rreth 90 minuta derisa të jenë të freskëta dhe të arta. Patatet e kungujve do të bëhen krokante ndërsa ftohen.

Ju bëftë mirë!

salcë autentike libaneze

(Gati për rreth 10 minuta | Shërben 12)

Për porcion: Kalori: 117; Yndyrë: 6,6 g; Karbohidratet: 12.2g; Proteina: 4.3 g

Përbërësit

2 (15 ons) kanaçe fasule garbanzo/fasule garbanzo

4 lugë lëng limoni

4 lugë gjelle tahini

2 lugë gjelle vaj ulliri

1 lugë çaji pastë xhenxhefil-hudhër

1 lugë çaji përzierje libaneze me 7 erëza

Kripë deti dhe piper i zi i bluar, për shije

1/3 filxhan qiqra të lëngshme

Adresat

Përzieni qiqrat, lëngun e limonit, tahinin, vajin e ullirit, pastën xhenxhefil-hudhër dhe erëzat në blender ose në procesorin e ushqimit.

Përziejini deri në konsistencën e dëshiruar, shtoni gradualisht lëngun e qiqrave.

Vendoseni në frigorifer derisa të jeni gati për t'u shërbyer. Shërbejeni me shkopinj perimesh. Ju bëftë mirë!

Qofte vegane tërshërë

(Gati për rreth 15 minuta | Shërben 4)

Për porcion: Kalori: 284; Yndyrë: 10,5 g; Karbohidratet: 38.2g; Proteina: 10.4 g

Përbërësit

1 filxhan thekon tërshërë

1 filxhan qiqra të gatuara ose të konservuara

2 thelpinj hudhre, te grira holle

1 lugë çaji pluhur qepë

1/2 lugë çaji pluhur qimnoni

1 lugë çaji thekon majdanoz të tharë

1 lugë çaji borzilok i tharë

1 lugë fara chia, të njomura në 2 lugë gjelle ujë

Disa pika tym të lëngshëm

Kripë deti dhe piper i zi i sapo bluar, sipas shijes

2 lugë gjelle vaj ulliri

Adresat

Përziejini mirë përbërësit, përveç vajit të ullirit. Përziejini që të bashkohen mirë, më pas me duar të lyera me vaj e formoni masën në topa të lëmuar.

Më pas, ngrohni vajin e ullirit në një tigan që nuk ngjit mbi nxehtësinë mesatare. Kur të jenë të nxehta, skuqni qoftet për rreth 10 minuta derisa të marrin ngjyrë kafe të artë nga të gjitha anët.

Vendosim qoftet në një pjatë servirjeje dhe shërbejmë me shkopinj kokteji. Ju bëftë mirë!

Varka me paprika me salcë mango

(Gati për rreth 5 minuta | 4 racione)

Për porcion: Kalori: 74; Yndyrë: 0,5 g; Karbohidratet: 17,6 g; Proteina: 1.6 g

Përbërësit

1 mango e qëruar, e prerë në kubikë

1 qepe e vogël, e grirë hollë

2 lugë gjelle koriandër të freskët, të grirë

1 spec djegës të kuq, me bërthama dhe të grira hollë

1 lugë gjelle lëng limoni të freskët

4 speca të prera dhe të përgjysmuara

Adresat

Kombinoni mirë mangon, qepujt, korianderin, piperin e kuq dhe lëngun e limonit.

Hidheni përzierjen në gjysmat e specit zile dhe shërbejeni menjëherë.

Ju bëftë mirë!

Lule brokoli pikante rozmarine

(Gati për rreth 35 minuta | 6 racione)

Për porcion: Kalori: 135; Yndyrë: 9,5 g; Karbohidratet: 10,9 g; Proteina: 4.4 g

Përbërësit

2 paund lule brokoli

1/4 filxhan vaj ulliri ekstra të virgjër

Kripë deti dhe piper i zi i bluar, për shije

1 lugë çaji pastë xhenxhefil-hudhër

1 lugë rozmarinë e freskët e grirë hollë

1/2 lugë çaji lëvore limoni

Adresat

Hidhni brokolin me përbërësit e mbetur derisa të mbulohen mirë.

Piqini perimet në një furrë të parangrohur në 400 gradë F për rreth 35 minuta, duke i përzier në gjysmë të kohës së gatimit.

Shijoni, rregulloni erëzat dhe shërbejeni të nxehtë. Ju bëftë mirë!

Patate të skuqura panxhar të skuqur krokante

(Gati për rreth 35 minuta | 6 racione)

Për porcion: Kalori: 92; Yndyrë: 9,1 g; Karbohidratet: 2,6 g; Proteina: 0,5 g

Përbërësit

2 panxhar, të qëruar dhe të prerë në feta 1/8 inç të trashë

1/4 filxhan vaj ulliri

Kripë deti dhe piper i zi i bluar, për shije

1/2 lugë çaji thekon piper të kuq

Adresat

Përzieni fetat e panxharit me përbërësit e mbetur.

Vendosni fetat e panxharit në një shtresë të vetme në një tepsi të veshur me letër furre.

Piqni në 400 gradë F për rreth 30 minuta derisa të bëhen krokante. Ju bëftë mirë!

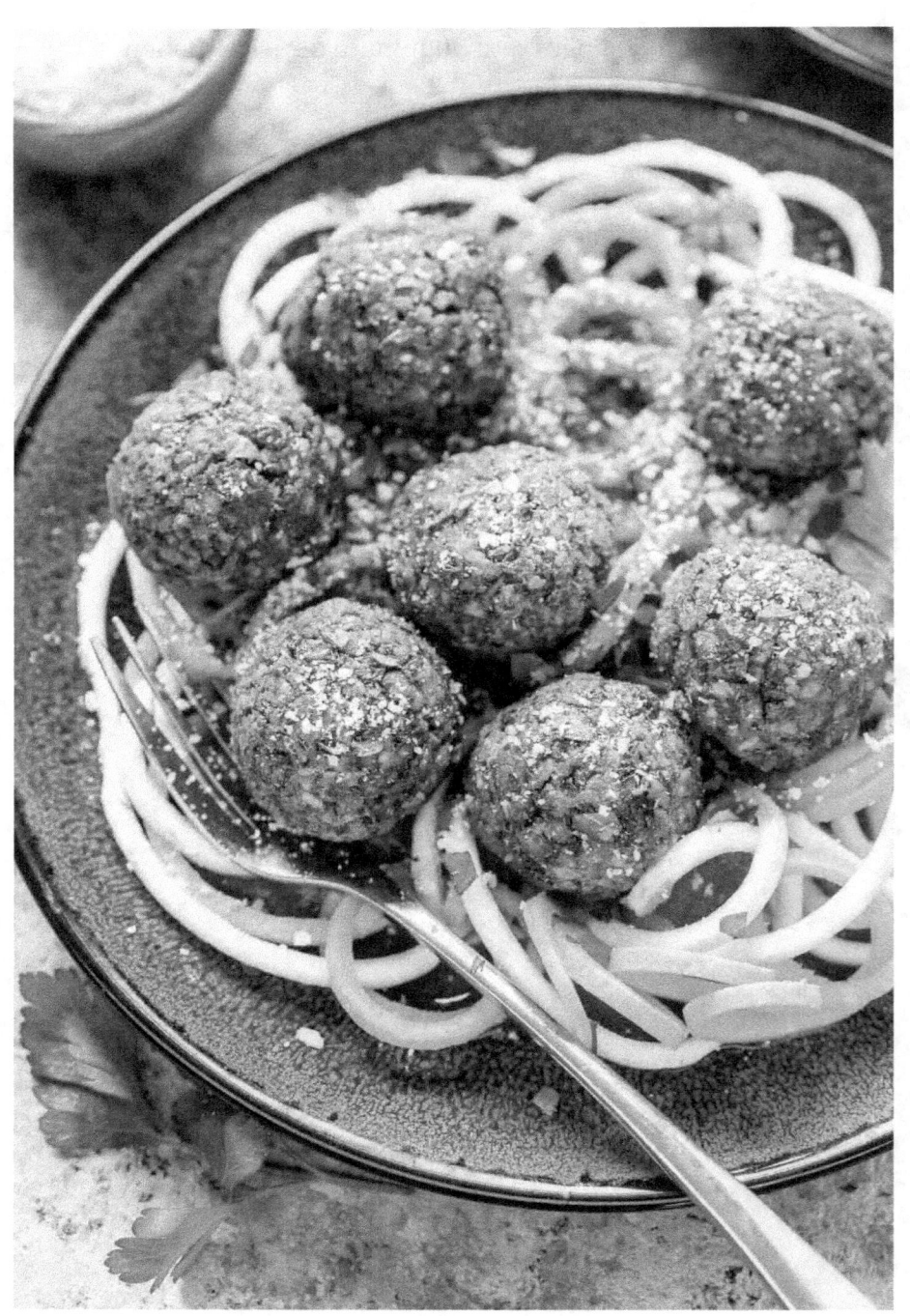

Çokollatë shtëpi me kokos dhe rrush të thatë

(Gati për rreth 10 minuta + koha e ftohjes | Shërben 20)

Për porcion: Kalori: 130; Yndyrë: 9,1 g; Karbohidratet: 12.1g; Proteina: 1.3 g

Përbërësit

1/2 filxhan gjalpë kakao, i shkrirë

1/3 filxhan gjalpë kikiriku

1/4 filxhan shurup agave

Një majë arrëmyshk të grirë

Një majë kripë e trashë

1/2 lugë ekstrakt vanilje

1 filxhan kokos të thatë, të grirë

6 gram çokollatë e zezë, e copëtuar

3 gram rrush të thatë

Adresat

Përziejini tërësisht të gjithë përbërësit përveç çokollatës në një tas.

Hidheni përzierjen në kallëpe. Lëreni në një vend të freskët.

Shkrini çokollatën e zezë në mikrovalë. Hidhni në të çokollatën e shkrirë për të mbuluar mbushjet. Lëreni në një vend të freskët.

Kënaquni!

Thjeshtë Moka Fudge

(Gati për rreth 1 orë e 10 minuta | 20 racione)

Për porcion: Kalori: 105; Yndyrë: 5,6 g; Karbohidratet: 12,9 g; Proteina: 1.1 g

Përbërësit

1 filxhan krisur të grimcuar

1/2 filxhan gjalpë bajame

1/4 filxhan nektar agave

6 gram çokollatë e zezë, e ndarë në copa

1 lugë kafe e çastit

Një majë arrëmyshk të grirë

një majë kripë

Adresat

Shtroni një tepsi të madhe me letër pjekjeje.

Shkrini çokollatën në mikrovalë dhe shtoni përbërësit e mbetur; i trazojmë që të përzihen mirë.

E vendosim brumin në një tepsi të veshur me letër furre. E vendosim në frigorifer për të paktën 1 orë që të forcohet.

Pritini në katrorë dhe shërbejini. Ju bëftë mirë!

Patate të skuqura bajame dhe çokollatë

(Gati për rreth 40 minuta | Shërben 10)

Për porcion: Kalori: 295; Yndyra: 17 g; Karbohidratet: 35.2g; Proteina: 1.7 g

Përbërësit

1/2 filxhan gjalpë bajame

1/4 filxhan vaj kokosi të shkrirë

1/4 filxhan shurup agave

1 lugë ekstrakt vanilje

1/4 lugë kripë deti

1/4 lugë arrëmyshk i grirë

1/2 lugë kanellë të bluar

2 gota miell bajame

1/4 filxhan miell fara liri

1 filxhan çokollatë vegane, e prerë

1 1/3 filxhan bajame të bluara

2 lugë kakao pluhur

1/4 filxhan shurup agave

Adresat

Kombinoni gjalpin e bajames, vajin e kokosit, 1/4 filxhan shurup agave, vaniljen, kripën, arrëmyshkun dhe kanellën në një tas derisa të kombinohen mirë.

Gradualisht shtoni miell bajamesh dhe miellin e farave të lirit dhe përzieni që të bashkohen. Shtoni copëzat e çokollatës dhe përzieni përsëri.

Kombinoni bajamet, pluhurin e kakaos dhe shurupin e agave në një tas të vogël. Tani shpërndani ganashin mbi tortë. Ngrijmë për rreth 30 minuta, presim në shufra dhe shërbejmë shumë të ftohtë. Kënaquni!

biskota me gjalpë bajame

(Gati për rreth 45 minuta | 10 racione)

Për porcion: Kalori: 197; Yndyrë: 15,8 g; Karbohidratet: 12,5 g; Proteina: 2.1 g

Përbërësit

3/4 filxhan miell për të gjitha përdorimet

1/2 lugë çaji sodë buke

1/4 lugë çaji kripë kosher

1 vezë liri

1/4 filxhan vaj kokosi, në temperaturë ambienti

2 lugë qumësht bajame

1/2 filxhan sheqer kaf

1/2 filxhan gjalpë bajame

1/2 lugë kanellë të bluar

1/2 lugë çaji vanilje

Adresat

Në një enë bashkojmë miellin, sodën e bukës dhe kripën.

Në një enë tjetër bashkoni vezët e lirit, vajin e kokosit, qumështin e bajameve, sheqerin, gjalpin e bajameve, kanellën dhe vaniljen. Shtoni përzierjen e lagur tek përbërësit e thatë dhe përzieni derisa të kombinohen mirë.

E vendosim brumin në frigorifer për rreth 30 minuta. Formoni brumin në biskota të vogla dhe vendosini në një tepsi të veshur me letër furre.

Piqeni në furrë të parangrohur në 350 gradë F për rreth 12 minuta. Transferoni tiganin në një raft teli që të ftohet në temperaturën e dhomës. Ju bëftë mirë!

Bare tërshëre me gjalpë kikiriku

(Gati për rreth 25 minuta | Shërben 20)

Për porcion: Kalori: 161; Yndyrë: 10.3 g; Karbohidratet: 17,5 g; Proteina: 2,9 g

Përbërësit

1 filxhan gjalpë vegan

3/4 filxhan sheqer kokosi

2 lugë salcë molle

1 ¾ filxhan tërshërë të modës së vjetër

1 lugë çaji sodë buke

Një majë kripë deti

Një majë arrëmyshk të grirë

1 lugë ekstrakt i pastër vanilje

1 filxhan bollgur

1 filxhan miell për të gjitha përdorimet

Adresat

Filloni duke e ngrohur paraprakisht furrën në 350 gradë F.

Përziejini mirë përbërësit e thatë në një enë. Përziejini përbërësit e lagur në një enë tjetër.

Më pas përzieni përzierjen e lagësht në përbërësit e thatë; përzieni që të përzihet mirë.

Masën e brumit e shtrijmë në një tepsi katrore të veshur me letër furre. E pjekim ne furre te parangrohur per rreth 20 minuta. Kënaquni!

Halvah Vanilje Fudge

(Gati për rreth 10 minuta + koha e ftohjes | 16 racione)

Për porcion: Kalori: 106; Yndyrë: 9,8 g; Karbohidratet: 4,5 g; Proteina: 1.4 g

Përbërësit

1/2 filxhan gjalpë kakao

1/2 filxhan tahini

8 hurma, të zbrazura

1/4 lugë karafil të bluar

Një majë arrëmyshk të grirë

Një majë kripë e trashë

1 lugë ekstrakt vanilje

Adresat

Shtroni një tepsi katrore me letër pjekjeje.

Përziejini përbërësit derisa gjithçka të jetë e integruar mirë.

Derdhni brumin në formën e veshur me letër pjekjeje. Vendoseni në frigorifer derisa të jeni gati për t'u shërbyer. Ju bëftë mirë!

Tortë me çokollatë të papërpunuar dhe mango

(Gati për rreth 10 minuta + koha e ftohjes | 16 racione)

Për porcion: Kalori: 196; Yndyrë: 16.8 g; Karbohidratet: 14.1g; Proteina: 1.8 g

Përbërësit

Shtresa e avokados:

3 avokado të pjekura, të pastra dhe të qëruara

Një majë kripë deti

Një majë anise të bluar

1/2 lugë çaji pastë vanilje

2 lugë gjelle qumësht kokosi

5 lugë shurup agave

1/3 filxhan pluhur kakao

Shtresa e kremit:

1/3 filxhan gjalpë bajame

1/2 filxhan krem kokosi

1 mango e qëruar mesatare

1/2 thekon kokosi

2 lugë shurup agave

Adresat

Në përpunuesin e ushqimit, përzieni shtresën e avokados derisa të jetë e qetë dhe e njëtrajtshme; prenotim.

Më pas përzieni shtresën e dytë në një tas të veçantë. Vendosini shtresat në një enë pjekjeje të lyer me pak yndyrë.

E vendosim tortën në frigorifer për rreth 3 orë. Ruani në frigorifer. Ju bëftë mirë!

Krem i bukur me çokollatë

(Gati për rreth 10 minuta | Shërben 1)

Për porcion: Kalori: 349; Yndyrë: 2.8; Karbohidratet: 84.1g; Proteina: 4.8 g

Përbërësit

2 banane të ngrira, të qëruara dhe të prera në feta

2 lugë gjelle qumësht kokosi

1 lugë çaji pluhur karkaleci

1 lugë çaji pluhur kakao

Një majë arrëmyshk të grirë

1/8 lugë kardamom të bluar

1/8 lugë kanellë të bluar

1 lugë gjelle kaçurrela me çokollatë

Adresat

Vendosni të gjithë përbërësit në tasin e procesorit të ushqimit ose blenderit me shpejtësi të lartë.

I trazojmë përbërësit derisa të bëhen krem ose derisa të arrihet konsistenca e dëshiruar.

Shërbejeni menjëherë ose ruajeni në frigorifer.

Ju bëftë mirë!

qumështor i papërpunuar me mjedër

(Gati për rreth 15 minuta + koha e ftohjes | Shërben 9)

Për porcion: Kalori: 385; Yndyrë: 22.9; Karbohidratet: 41.1g; Proteina: 10.8 g

Përbërësit

Korteksi:

2 gota bajame

1 filxhan hurma të freskëta, pa koriza

1/4 lugë kanellë të bluar

Mbushja:

2 filxhanë shqeme të papërpunuara, të njomura gjatë natës dhe të kulluara

14 gram manaferra, të ngrira

1 lugë gjelle lëng limoni të freskët

1/4 lugë çaji xhenxhefil të kristalizuar

1 kanaçe krem kokosi

8 hurma të freskëta, pa gropë

Adresat

Në procesorin e ushqimit, përzieni përbërësit e kores derisa masa të bashkohet; Shtypni koren në një tepsi të lyer me pak yndyrë.

Më pas përzieni shtresën e mbushjes derisa të jetë plotësisht e qetë. Hidhni mbushjen në fund dhe krijoni një sipërfaqe të sheshtë me një shpatull.

E vendosim tortën në frigorifer për rreth 3 orë. Ruani në frigorifer.

Dekoroni me lëvozhgë organike të agrumeve. Ju bëftë mirë!

Mini tarte me limon

(Gati për rreth 15 minuta + koha e ftohjes | Shërben 9)

Për porcion: Kalori: 257; Yndyrë: 16.5; Karbohidratet: 25.4g; Proteina: 4 g

Përbërësit

1 filxhan shqeme

1 filxhan hurma, pa koriza

1/2 filxhan thekon kokosi

1/2 lugë anise të bluar

3 limonë të saposhtrydhur

1 filxhan krem kokosi

2 lugë shurup agave

Adresat

Lyejeni një tepsi për kifle me vaj gatimi që nuk ngjit.

Kombinoni shqeme, hurma, kokos dhe anise në përpunues ushqimi ose blender me shpejtësi të lartë. Shtypni koren në një tepsi për kifle me piper.

Më pas përzieni limonin, kremin e kokosit dhe shurupin e agave. Hedhim kremin në tepsi për kifle.

Ruani në frigorifer. Ju bëftë mirë!

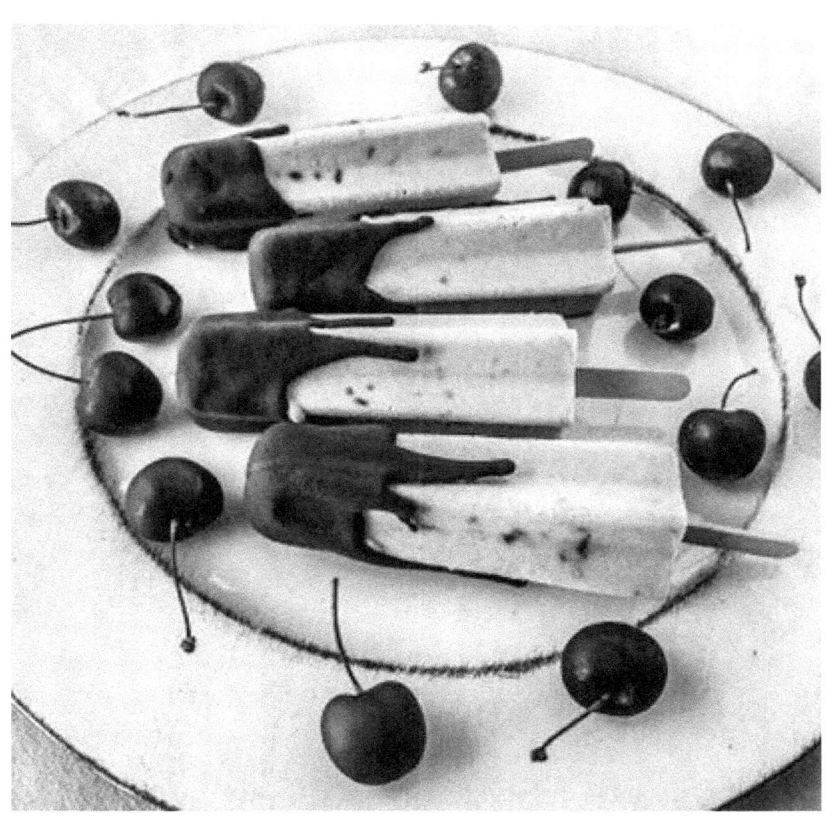

Bionde me gëzof kokosi me rrush të thatë

(Gati për rreth 30 minuta | Shërben 9)

Për porcion: Kalori: 365; Yndyrë: 18.5; Karbohidratet: 49 g; Proteina: 2.1 g

Përbërësit

1 filxhan miell kokosi

1 filxhan miell për të gjitha përdorimet

1/2 lugë pluhur pjekjeje

1/4 lugë çaji kripë

1 filxhan kokos të tharë, pa sheqer

3/4 filxhan gjalpë vegan, i zbutur

1 ½ filxhan sheqer kaf

3 lugë salcë molle

1/2 lugë ekstrakt vanilje

1/2 lugë anise të bluar

1 filxhan rrush të thatë, të zhytur për 15 minuta

Adresat

Filloni duke e ngrohur paraprakisht furrën në 350 gradë F. Lyejeni një fletë pjekjeje me furçë me vaj gatimi që nuk ngjit.

Përzieni mirë miellin, pluhurin për pjekje, kripën dhe kokosin. Në një enë tjetër përziejmë gjalpin, sheqerin, salcën e mollës, vaniljen dhe aniseun. Shtoni përzierjen e gjalpit tek përbërësit e thatë; i trazojmë që të përzihen mirë.

Përzieni rrushin e thatë. Shtypeni brumin në tepsi të përgatitur.

Piqeni për rreth 25 minuta ose derisa të jetë vendosur në mes. Vendoseni tortën në një raft teli që të ftohet pak.

Ju bëftë mirë!

katrorë të thjeshtë me çokollatë

(Gati për rreth 1 orë e 10 minuta | 20 racione)

Për porcion: Kalori: 187; Yndyrë: 13.8 g; Karbohidratet: 15,1 g; Proteina: 2,9 g

Përbërësit

1 filxhan gjalpë shqeme

1 filxhan gjalpë bajame

1/4 filxhan vaj kokosi të shkrirë

1/4 filxhan pluhur kakao të papërpunuar

2 gram çokollatë të zezë

4 lugë shurup agave

1 lugë çaji pastë vanilje

1/4 lugë kanellë të bluar

1/4 lugë karafil të bluar

Adresat

Përpunoni të gjithë përbërësit në blender derisa të jenë të lëmuara dhe të njëtrajtshme.

E vendosim brumin në një tepsi të veshur me letër furre. E vendosim në frigorifer për të paktën 1 orë që të forcohet.

Pritini në katrorë dhe shërbejini. Ju bëftë mirë!

Bare biskotash me rrush me çokollatë

(Gati për rreth 40 minuta | Shërben 10)

Për porcion: Kalori: 267; Yndyrë: 2,9 g; Karbohidratet: 61.1g; Proteina: 2.2 g

Përbërësit

1/2 filxhan gjalpë kikiriku, në temperaturë ambienti

1 filxhan shurup agave

1 lugë ekstrakt i pastër vanilje

1/4 lugë çaji kripë kosher

2 gota miell bajame

1 lugë çaji sodë buke

1 filxhan rrush të thatë

1 filxhan çokollatë vegane, e copëtuar në copa

Adresat

Në një enë përzieni plotësisht gjalpin e kikirikut, shurupin e agave, vaniljen dhe kripën.

Shtoni gradualisht miellin e bajameve dhe sodën e bukës dhe përzieni për t'u bashkuar. Shtoni rrushin e thatë dhe copëzat e çokollatës dhe përzieni përsëri.

Ngrijeni për rreth 30 minuta dhe shërbejeni shumë të ftohtë. Kënaquni!

Bare granola bajamesh

(Gati për rreth 25 minuta | Shërben 12)

Për porcion: Kalori: 147; Yndyrë: 5,9 g; Karbohidratet: 21,7 g; Proteina: 5.2 g

Përbërësit

1/2 filxhan miell spelled

1/2 filxhan bollgur

1 filxhan thekon tërshërë

1 lugë pluhur pjekjeje

1/2 lugë çaji kanellë

1/2 lugë kardamom të bluar

1/4 lugë arrëmyshk i sapo grirë

1/8 lugë çaji kripë kosher

1 filxhan qumësht bajame

3 lugë shurup agave

1/2 filxhan gjalpë kikiriku

1/2 filxhan salce molle

1/2 lugë ekstrakt bajamesh të pastër

1/2 lugë ekstrakt të pastër vanilje

1/2 filxhan bajame të prera në feta

Adresat

Filloni duke e ngrohur paraprakisht furrën në 350 gradë F.

Në një enë përzieni mirë miellin, tërshërën, pluhurin për pjekje dhe erëzat. Përziejini përbërësit e lagur në një enë tjetër.

Më pas përzieni përzierjen e lagësht në përbërësit e thatë; përzieni që të përzihet mirë. Shtoni bajamet e prera në feta.

Hedhim masën në një enë kundër furrës të veshur me letër furre. E pjekim ne furre te parangrohur per rreth 20 minuta. Lëreni të ftohet në një raft teli. Pritini në bare dhe kënaquni!

biskota kokosi me gëzof

(Gati për rreth 40 minuta | Shërben 10)

Për porcion: Kalori: 136; Yndyrë: 7,3 g; Karbohidratet: 15,6 g; Proteina: 1.6 g

Përbërësit

1/2 filxhan bollgur

1/2 filxhan miell për të gjitha përdorimet

1/2 lugë çaji sodë buke

një majë kripë

1/4 lugë arrëmyshk i grirë

1/2 lugë karafil të bluar

1/2 lugë kanellë të bluar

4 lugë gjelle vaj kokosi

2 lugë qumësht tërshërë

1/2 filxhan sheqer kokosi

1/2 filxhan thekon kokosi, pa sheqer

Adresat

Në një enë bashkojmë miellin, sodën e bukës dhe erëzat.

Në një enë tjetër, bashkoni vajin e kokosit, qumështin e tërshërës, sheqerin dhe kokosin. Shtoni përzierjen e lagur tek përbërësit e thatë dhe përzieni derisa të kombinohen mirë.

E vendosim brumin në frigorifer për rreth 30 minuta. Formoni brumin në biskota të vogla dhe vendosini në një tepsi të veshur me letër furre.

E pjekim në furrë të parangrohur në 330 gradë F për rreth 10 minuta. Transferoni tiganin në një raft teli që të ftohet në temperaturën e dhomës. Ju bëftë mirë!

Byrek me arra të papërpunuara dhe manaferra

(Gati për rreth 10 minuta + koha e ftohjes | Shërben 8)

Për porcion: Kalori: 244; Yndyrë: 10.2 g; Karbohidratet: 39 g; Proteina: 3.8 g

Përbërësit

Korteksi:

1 ½ filxhan arra të bluara

2 lugë gjelle shurup panje

1/4 filxhan pluhur kakao të papërpunuar

1/4 lugë kanellë të bluar

Një majë kripë e trashë

Një majë arrëmyshk i sapo grirë

Shtresa e manave:

6 gota manaferra të përziera

2 banane të ngrira

1/2 filxhan shurup agave

Adresat

Në procesorin e ushqimit, përzieni përbërësit e kores derisa masa të bashkohet; shtypni koren në një tepsi të lyer me pak yndyrë.

Më pas përzieni në shtresën e manave. Vendosni manaferrat mbi kore dhe krijoni një sipërfaqe të sheshtë me një shpatull.

E vendosim tortën në frigorifer për rreth 3 orë. Ruani në frigorifer. Ju bëftë mirë!

topa çokollate ëndërrimtare

(Gati për rreth 10 minuta + koha e ftohjes | Shërben 8)

Për porcion: Kalori: 107; Yndyrë: 7,2 g; Karbohidratet: 10.8g; Proteina: 1.8 g

Përbërësit

3 lugë kakao pluhur

8 hurma të freskëta, të zbrazura dhe të zhytura për 15 minuta

2 lugë gjelle tahini, në temperaturë ambienti

1/2 lugë kanellë të bluar

1/2 filxhan çokollatë vegane, e copëtuar në copa

1 lugë gjelle vaj kokosi, në temperaturë ambienti

Adresat

Shtoni pluhur kakao, hurma, tahini dhe kanellë në tasin e procesorit të ushqimit. Procedoni derisa përzierja të formojë një top.

Përdorni një lugë biskotash për ta ndarë përzierjen në pjesë 1 ons. Mblidhni topat dhe vendosini në frigorifer për të paktën 30 minuta.

Ndërkohë, çokollatën në mikrovalë derisa të shkrihet; shtoni vaj kokosi dhe përzieni mirë.

Zhytni topat e çokollatës në shtresë dhe ruajini në frigorifer derisa t'i shërbeni. Ju bëftë mirë!

makaronat e minutës së fundit

(Gati për rreth 15 minuta | Shërben 10)

Për porcion: Kalori: 125; Yndyrë: 7,2 g; Karbohidratet: 14.3g; Proteina: 1.1 g

Përbërësit

3 gota thekon kokosi, të ëmbëlsuar

9 gram qumësht kokosi të konservuar, i ëmbëlsuar

1 lugë anise të bluar

1 lugë ekstrakt vanilje

Adresat

Filloni duke e ngrohur paraprakisht furrën në 325 gradë F. Vini fletën e biskotave me letër furre.

Përziejini mirë të gjithë përbërësit derisa gjithçka të jetë e integruar mirë.

Përdorni një lugë biskotash për të hedhur grumbuj brumë mbi fletët e përgatitura të biskotave.

Piqini për rreth 11 minuta derisa të marrin një ngjyrë të lehtë të artë. Ju bëftë mirë!

ratafia të modës së vjetër

(Gati për rreth 20 minuta | Shërben 8)

Për porcion: Kalori: 272; Yndyrë: 16.2 g; Karbohidratet: 28,6 g; Proteina: 5.8 g

Përbërësit

2 ons miell për të gjitha përdorimet

2 ons miell bajame

1 lugë pluhur pjekjeje

2 lugë salcë molle

5 gram sheqer pluhur

1 ½ ons gjalpë vegan

4 pika esencë ratafie

Adresat

Filloni duke e ngrohur paraprakisht furrën në 330 gradë F. Shtroni një fletë biskotash me letër furre.

Përziejini mirë të gjithë përbërësit derisa gjithçka të jetë e integruar mirë.

Përdorni një lugë biskotash për të hedhur grumbuj të brumit mbi letrën e përgatitur të pergamenit.

Piqini për rreth 15 minuta derisa të marrin një ngjyrë të lehtë të artë. Ju bëftë mirë!

Puding orizi jasemini me kajsi të thata

(Gati për rreth 20 minuta | Shërben 4)

Për porcion: Kalori: 300; Yndyrë: 2.2 g; Karbohidratet: 63.6g; Proteina: 5.6 g

Përbërësit

1 filxhan oriz jasemini, i shpëlarë

1 gotë ujë

1 filxhan qumësht bajame

1/2 filxhan sheqer kaf

një majë kripë

Një majë arrëmyshk të grirë

1/2 filxhan kajsi të thata, të copëtuara

1/4 lugë kanellë të bluar

1 lugë ekstrakt vanilje

Adresat

Shtoni orizin dhe ujin në një tenxhere. Mbuloni tenxheren dhe zieni ujin.

Ulni nxehtësinë në minimum; ziejini edhe për 10 minuta të tjera derisa të përthithet i gjithë uji.

Më pas shtoni përbërësit e mbetur dhe përzieni që të bashkohen. Ziejini për 10 minuta të tjera ose derisa pudingu të jetë trashur. Ju bëftë mirë!

shufrat e energjisë ditore

(Gati për rreth 35 minuta | Shërben 16)

Për porcion: Kalori: 285; Yndyrë: 17.1 g; Karbohidratet: 30 g; Proteina: 5.1 g

Përbërësit

1 filxhan gjalpë vegan

1 filxhan sheqer kaf

2 lugë shurup agave

2 gota tërshërë të modës së vjetër

1/2 filxhan bajame të prera në feta

1/2 filxhan arra të copëtuara

1/2 filxhan rrush pa fara të thata

1/2 filxhan pepita

Adresat

Filloni duke e ngrohur paraprakisht furrën në 320 gradë F. Vini një fletë pjekjeje me letër furre ose një rrogoz Silpat.

Përziejini mirë të gjithë përbërësit derisa gjithçka të jetë e integruar mirë.

Përhapeni masën mbi fletën e përgatitur të pjekjes me një shpatull të gjerë.

Piqni për rreth 33 minuta ose deri në kafe të artë. Pritini në hekura me një thikë të mprehtë dhe shijoni!

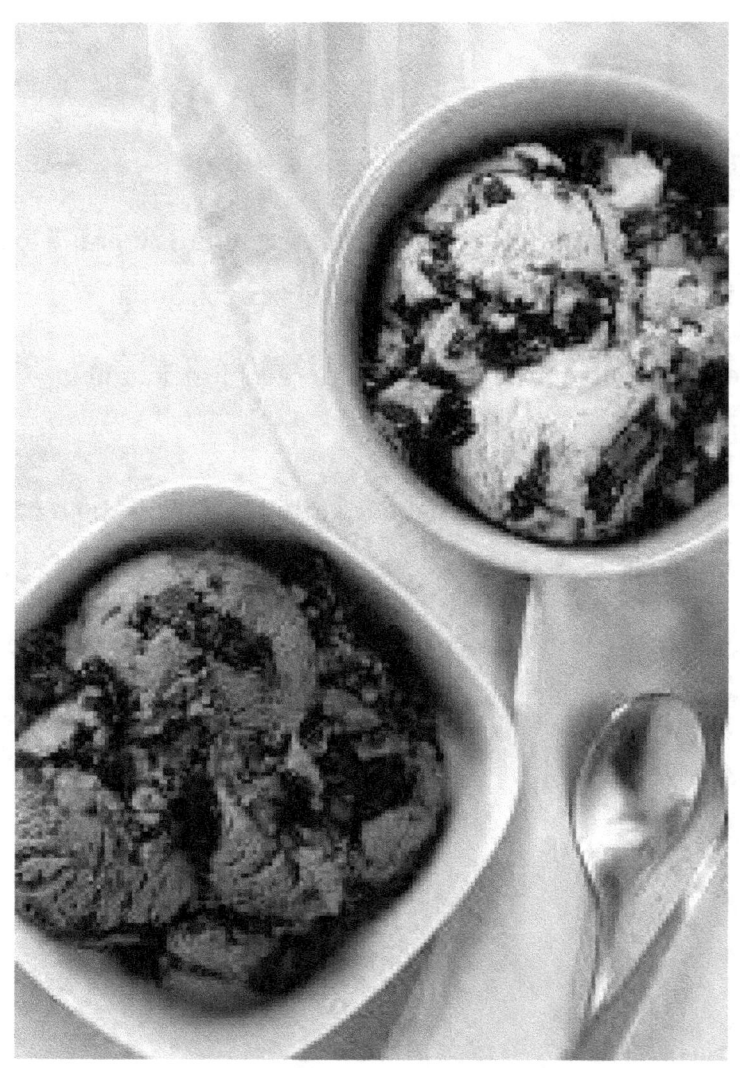

akullore e papërpunuar kokosi

(Gati për rreth 10 minuta + koha e ftohjes | Serbimet 2)

Për porcion: Kalori: 388; Yndyrë: 7,7 g; Karbohidratet: 82 g; Proteina: 4.8 g

Përbërësit

4 banane të pjekura, të ngrira

4 lugë gjelle qumësht kokosi

6 hurma të freskëta, pa kokrra

1/4 lugë çaji ekstrakt i pastër kokosi

1/2 lugë ekstrakt të pastër vanilje

1/2 filxhan thekon kokosi

Adresat

Vendosni të gjithë përbërësit në tasin e procesorit të ushqimit ose blenderit me shpejtësi të lartë.

I trazojmë përbërësit derisa të bëhen krem ose derisa të arrihet konsistenca e dëshiruar.

Shërbejeni menjëherë ose ruajeni në frigorifer.

Ju bëftë mirë!

Fudge me çokollatë dhe lajthi

(Gati për rreth 1 orë e 10 minuta | 20 racione)

Për porcion: Kalori: 127; Yndyra: 9 g; Karbohidratet: 10,7 g; Proteina: 2.4 g

Përbërësit

1 filxhan gjalpë shqeme

1 filxhan hurma të freskëta, pa koriza

1/4 filxhan pluhur kakao

1/4 lugë karafil të bluar

1 lugë çaji pluhur matcha

1 lugë ekstrakt vanilje

1/2 filxhan lajthi, të prera trashë

Adresat

Përpunoni të gjithë përbërësit në blender derisa të jenë të lëmuara dhe të njëtrajtshme.

E vendosim brumin në një tepsi të veshur me letër furre. E vendosim në frigorifer për të paktën 1 orë që të forcohet.

Pritini në katrorë dhe shërbejini. Ju bëftë mirë!

Sheshe bollgur boronicë

(Gati për rreth 25 minuta | Shërben 20)

Për porcion: Kalori: 101; Yndyrë: 2,5 g; Karbohidratet: 17.2g; Proteina: 2.8 g

Përbërësit

1 ½ filxhan bollgur

1/2 filxhan sheqer kaf

1 lugë çaji sodë buke

Një majë kripë e trashë

Një majë arrëmyshk të grirë

1/2 lugë çaji kanellë

2/3 filxhan gjalpë kikiriku

1 banane mesatare, e grirë

1/3 filxhan qumësht tërshërë

1 lugë ekstrakt vanilje

1/2 filxhan boronicë të thata

Adresat

Filloni duke e ngrohur paraprakisht furrën në 350 gradë F.

Përziejini mirë përbërësit e thatë në një enë. Përziejini përbërësit e lagur në një enë tjetër.

Më pas përzieni përzierjen e lagësht në përbërësit e thatë; përzieni që të përzihet mirë.

Masën e brumit e shtrijmë në një tepsi të veshur me letër furre. E pjekim ne furre te parangrohur per rreth 20 minuta.

Lëreni të ftohet në një raft teli. Pritini në katrorë dhe shijojeni!

Puding buke klasike me sulltane

(Gati për rreth 2 orë | 4 racione)

Për porcion: Kalori: 377; Yndyrë: 6,5 g; Karbohidratet: 72 g; Proteina: 10.7 g

Përbërësit

- 10 gram bukë të një dite më parë të prerë në kubikë
- 2 gota qumësht kokosi
- 1/2 filxhan sheqer kokosi
- 1 lugë ekstrakt vanilje
- 1/2 lugë karafil të bluar
- 1/2 lugë kanellë të bluar
- 1/2 filxhan sulltanezë

Adresat

Vendosni kubat e bukës në një enë pjekjeje të lyer me pak vaj.

Tani përzieni qumështin, sheqerin, vaniljen, karafilin e bluar dhe kanellën derisa të bëhen kremoze dhe të lëmuara.

Masën e derdhni mbi kubikë të bukës duke i shtypur me një shpatull të gjerë në mënyrë që të ngjyhen mirë; palosni në sulltanakë dhe lëreni për rreth 1 orë.

Piqini në furrë të parangrohur në 350 gradë F për rreth 1 orë ose derisa pjesa e sipërme e pudingut tuaj të marrë ngjyrë kafe të artë.

Ju bëftë mirë!

Halva dekadente lajthie

(Gati për rreth 10 minuta | Shërben 16)

Për porcion: Kalori: 169; Yndyrë: 15,5 g; Karbohidratet: 6,6 g; Proteina: 1.9 g

Përbërësit

1/2 filxhan tahini

1/2 filxhan gjalpë bajame

1/4 filxhan vaj kokosi të shkrirë

4 lugë gjelle nektar agave

1/2 lugë ekstrakt bajamesh të pastër

1/2 lugë ekstrakt të pastër vanilje

1/8 lugë çaji kripë

1/8 lugë arrëmyshk i sapo grirë

1/2 filxhan lajthi të copëtuara

Adresat

Shtroni një tepsi katrore me letër pjekjeje.

Përziejini përbërësit, përveç lajthive, derisa gjithçka të përfshihet mirë.

Derdhni brumin në formën e veshur me letër pjekjeje. Shtypni lajthitë në brumë.

Vendoseni në frigorifer derisa të jeni gati për t'u shërbyer. Ju bëftë mirë!

Mini cheesecakes portokalli

(Gati për rreth 10 minuta + koha e ftohjes | 12 racione)

Për porcion: Kalori: 226; Yndyrë: 15,9 g; Karbohidratet: 19,8 g; Proteina: 5.1 g

Përbërësit

Korteksi:

1 filxhan bajame të papërpunuara

1 filxhan hurma të freskëta, pa koriza

Shtesë:

1/2 filxhan fara luledielli të papërpunuara, të njomura gjatë natës dhe të kulluara

1 filxhan shqeme të papërpunuara, të njomura gjatë natës dhe të kulluara

1 portokall te saposhtrydhur

1/4 filxhan vaj kokosi, i zbutur

1/2 filxhan hurma, pa koriza

Dekoroni:

2 lugë majë karamel

Adresat

Në procesorin e ushqimit, përzieni përbërësit e kores derisa masa të bashkohet; shtypni koren në një formë për kifle të lyer me pak yndyrë.

Më pas përzieni përbërësit e sipërme derisa të bëhen kremoze dhe të lëmuara. Derdhni përzierjen e sipërme sipër dhe krijoni një sipërfaqe të sheshtë me një shpatull.

Këto mini cheesecake i vendosim në frigorifer për rreth 3 orë. Dekoroni me majë karamel. Ju bëftë mirë!

Komposto manaferrash me verë të kuqe

(Gati për rreth 15 minuta | Shërben 4)

Për porcion: Kalori: 260; Yndyrë: 0,5 g; Karbohidratet: 64.1g; Proteina: 1.1 g

Përbërësit

4 gota manaferra të përziera, të freskëta ose të ngrira

1 filxhan verë e kuqe e ëmbël

1 filxhan shurup agave

1/2 lugë anise yll

1 shkop kanelle

3-4 dhëmbë

Një majë arrëmyshk të grirë

Një majë kripë deti

Adresat

Shtoni të gjithë përbërësit në një tenxhere. Mbulojeni me ujë me 1 inç. Lëreni të vlojë dhe menjëherë zvogëloni zjarrin në zjarr të ngadaltë.

Ziejini për 9 deri në 11 minuta. Lëreni të ftohet plotësisht.

Ju bëftë mirë!

turk Irmik Helvasi

(Gati për rreth 35 minuta | Shërben 8)

Për porcion: Kalori: 349; Yndyrë: 29,1 g; Karbohidratet: 18.1g; Proteina: 4,7 g

Përbërësit

1 filxhan miell bollgur

1/2 filxhan kokos të grirë

1/2 lugë pluhur pjekjeje

një majë kripë

1 lugë ekstrakt i pastër vanilje

1 filxhan gjalpë vegan

1 filxhan qumësht kokosi

1/2 filxhan arra të bluara

Adresat

Përziejmë mirë miellin, kokosin, pluhurin për pjekje, kripën dhe vaniljen. Shtoni gjalpin dhe qumështin; përzierje për t'u përshtatur.

Palosni arrat dhe lërini të qëndrojnë për rreth 1 orë.

Piqeni në një furrë të parangrohur 350 gradë F për rreth 30 minuta ose derisa një testues i futur në qendër të tortës të dalë i pastër dhe i thatë.

Transferoni në një raft teli për t'u ftohur plotësisht përpara se ta prisni në feta dhe ta servirni. Ju bëftë mirë!

kufeto tradicionale greke

(Gati për rreth 15 minuta | Shërben 8)

Për porcion: Kalori: 203; Yndyrë: 6,8 g; Karbohidratet: 34.1g; Proteina: 3.4 g

Përbërësit

1 kile kungull

8 gram sheqer kaf

1 bisht vanilje

3-4 dhëmbë

1 shkop kanelle

1 filxhan bajame, të prera në feta dhe të thekura lehtë

Adresat

Ziejeni kungullin dhe sheqerin kaf; shtoni vaniljen, karafilin dhe kanellën.

Përziejini vazhdimisht për të shmangur ngjitjen.

Gatuani derisa Kufeto të jetë trashur; palosni bajamet; lëreni të ftohet plotësisht. Kënaquni!

Sallatë frutash pikante me salcë limoni

(Gati për rreth 15 minuta | Shërben 4)

Për porcion: Kalori: 223; Yndyrë: 0,8 g; Karbohidratet: 56,1 g; Proteina: 2.4 g

Përbërësit

Sallatë:

1/2 kile manaferra të përziera

1/2 kile mollë, të prera dhe të prera në kubikë

8 gram rrush të kuq

2 kivi të qëruara dhe të prera në kubikë

2 portokall të mëdhenj, të qëruar dhe të prerë në feta

2 feta banane

Salcë me limon:

2 lugë gjelle lëng limoni të freskët

1 lugë çaji xhenxhefil të freskët, të qëruar dhe të grirë imët

4 lugë shurup agave

Adresat

Përziejini të gjithë përbërësit për sallatën derisa të përzihen mirë.

Më pas, në një tas të vogël, përzieni të gjithë përbërësit për salcën e limonit.

Vishni sallatën tuaj dhe shërbejeni shumë të ftohtë. Ju bëftë mirë!

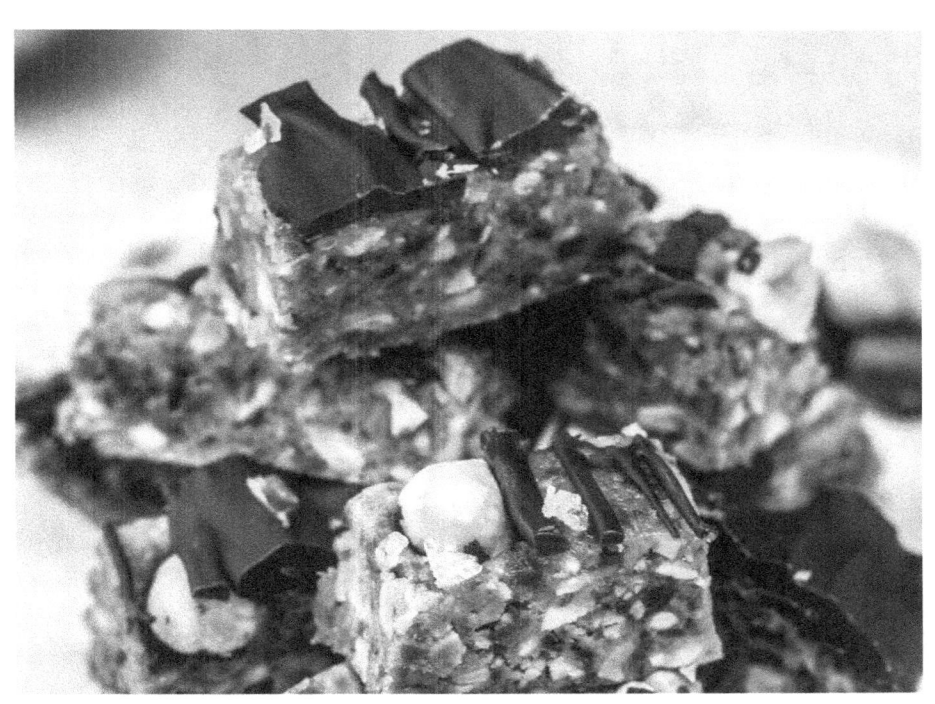

Thërrmimi i mollëve të stilit gjerman

(Gati për rreth 50 minuta | Shërben 8)

Për porcion: Kalori: 376; Yndyrë: 23.8 g; Karbohidratet: 41.3g; Proteina: 3.3 g

Përbërësit

4 mollë të prera, të qëruara dhe të prera në feta

1/2 filxhan sheqer kaf

1 filxhan miell për të gjitha përdorimet

1/2 filxhan miell kokosi

2 lugë miell fara liri

1 lugë pluhur pjekjeje

1/2 lugë çaji sodë buke

Një majë kripë deti

Një majë arrëmyshk i sapo grirë

1/2 lugë kanellë të bluar

1/2 lugë anise të bluar

1/2 lugë ekstrakt të pastër vanilje

1/2 lugë ekstrakt i pastër kokosi

1 filxhan qumësht kokosi

1/2 filxhan vaj kokosi të zbutur

Adresat

Vendosni mollët në fund të një enë kundër furrës të lyer me pak yndyrë. Sipër tyre spërkatni sheqer kaf.

Përzieni tërësisht miellin, miellin e lirit, pluhurin për pjekje, sodën, kripën, arrëmyshkun, kanellën, aniseun, vaniljen dhe ekstraktin e kokosit në një tas.

Shtoni qumështin e kokosit dhe vajin e zbutur dhe përziejini derisa gjithçka të përfshihet mirë. Përhapeni përzierjen e sipërme mbi shtresën e frutave.

Piqni mollën e thërrmuar në 350 gradë F për rreth 45 minuta ose derisa të marrin ngjyrë kafe të artë. Ju bëftë mirë!

Puding me vanilje dhe kanellë

(Gati për rreth 25 minuta | Shërben 4)

Për porcion: Kalori: 332; Yndyrë: 4.4 g; Karbohidratet: 64 g; Proteina: 9,9 g

Përbërësit

1 filxhan oriz basmati, i shpëlarë

1 gotë ujë

3 gota qumësht bajame

12 hurma, të zbrazura

1 lugë çaji pastë vanilje

1 lugë kanellë të bluar

Adresat

Shtoni orizin, ujin dhe 1 ½ filxhan qumësht në një tenxhere. Mbulojeni tenxheren dhe lëreni masën të vlojë.

Ulni nxehtësinë në minimum; ziejini edhe për 10 minuta të tjera derisa të përthithet i gjithë lëngu.

Më pas shtoni përbërësit e mbetur dhe përzieni që të bashkohen. Ziejini për 10 minuta të tjera ose derisa pudingu të jetë trashur. Ju bëftë mirë!

kek me nenexhik me çokollatë

(Gati për rreth 45 minuta | Shërben 16)

Për porcion: Kalori: 167; Yndyrë: 7,1 g; Karbohidratet: 25.1g; Proteina: 1.4 g

Përbërësit

1/2 filxhan gjalpë vegan

1/2 filxhan sheqer kaf

2 vezë chia

3/4 filxhan miell për të gjitha përdorimet

1 lugë pluhur pjekjeje

një majë kripë

Një majë karafil të bluar

1 lugë kanellë të bluar

1 lugë ekstrakt i pastër vanilje

1/3 filxhan thekon kokosi

1 filxhan patate të skuqura çokollatë vegane

Disa pika vaj esencial mente

Adresat

Në një enë rrihni gjalpin vegan dhe sheqerin derisa të bëhen me gëzof.

Shtoni vezët chia, miellin, pluhurin për pjekje, kripën, karafilin, kanellën dhe vaniljen. Rrihni për të përzier mirë.

Shtoni kokosin dhe përzieni përsëri.

Hidheni përzierjen në një tigan të lyer me pak yndyrë; piqni në 350 gradë F për 35 deri në 40 minuta.

Shkrini çokollatën në mikrovalë dhe shtoni vajin e mentes; i trazojmë që të përzihen mirë.

Më pas shpërndajeni ganashin e çokollatës në mënyrë të barabartë mbi sipërfaqen e tortës. Ju bëftë mirë!

ëmbëlsira të modës së vjetër

(Gati për rreth 45 minuta | 12 racione)

Për porcion: Kalori: 167; Yndyrë: 8,6 g; Karbohidratet: 19,6 g; Proteina: 2.7 g

Përbërësit

1 filxhan miell për të gjitha përdorimet

1 lugë pluhur pjekjeje

një majë kripë

Një majë arrëmyshk të grirë

1/2 lugë kanellë të bluar

1/4 lugë çaji kardamom i bluar

1/2 filxhan gjalpë kikiriku

2 lugë vaj kokosi në temperaturë ambienti

2 lugë qumësht bajame

1/2 filxhan sheqer kaf

1 lugë ekstrakt vanilje

1 filxhan patate të skuqura çokollatë vegane

Adresat

Në një enë bashkojmë miellin, pluhurin për pjekje dhe erëzat.

Në një enë tjetër bashkojmë gjalpin e kikirikut, vajin e kokosit, qumështin e bajames, sheqerin dhe vaniljen. Shtoni përzierjen e lagur tek përbërësit e thatë dhe përzieni derisa të kombinohen mirë.

Shtoni copat e çokollatës. E vendosim brumin në frigorifer për rreth 30 minuta. Formoni brumin në biskota të vogla dhe vendosini në një tepsi të veshur me letër furre.

Piqeni në furrë të parangrohur në 350 gradë F për rreth 11 minuta. I kalojmë në një raft teli që të ftohen pak para se t'i shërbeni. Ju bëftë mirë!

kek me krem kokosi

(Gati për rreth 15 minuta + koha e ftohjes | 12 racione)

Për porcion: Kalori: 295; Yndyrë: 21,1 g; Karbohidratet: 27,1 g; Proteina: 3.8 g

Përbërësit

Korteksi:

2 gota arra

10 hurma të freskëta, pa kokrra

2 lugë vaj kokosi në temperaturë ambienti

1/4 lugë çaji kardamom në ijë

1/2 lugë kanellë të bluar

1 lugë ekstrakt vanilje

Mbushja:

2 banane mesatare të pjekura

2 banane të ngrira

1 filxhan krem të plotë kokosi, shumë i ftohtë

1/3 filxhan shurup agave

Dekoroni:

3 gram çokollatë e zezë vegane, e rruar

Adresat

Në procesorin e ushqimit, përzieni përbërësit e kores derisa masa të bashkohet; shtypni koren në një tepsi të lyer me pak yndyrë.

Më pas përzieni shtresën e mbushjes. Hidhni mbushjen në fund dhe krijoni një sipërfaqe të sheshtë me një shpatull.

E vendosim tortën në frigorifer për rreth 3 orë. Ruani në frigorifer.

Dekoroni me kaçurrela me çokollatë pak para se ta shërbeni. Ju bëftë mirë!

Karamel i thjeshtë me çokollatë

(Gati për rreth 35 minuta | Shërben 8)

Për porcion: Kalori: 232; Yndyrë: 15,5 g; Karbohidratet: 19,6 g; Proteina: 3.4 g

Përbërësit

- 10 gram çokollatë të zezë, të ndarë në copa
- 6 lugë qumësht të ngrohtë kokosi
- 1/4 lugë kanellë të bluar
- 1/4 lugë anise të bluar
- 1/2 lugë ekstrakt vanilje
- 1/4 filxhan pluhur kakao, pa sheqer

Adresat

Përzieni çokollatën, qumështin e ngrohtë të kokosit, kanellën, aniserin dhe vaniljen derisa të përfshihen mirë.

Përdorni një lugë biskotash për ta ndarë përzierjen në pjesë 1 ons. Rrotulloni topat me duar dhe vendosini në frigorifer për të paktën 30 minuta.

Zhytni topat e çokollatës në pluhur kakao dhe mbajini në frigorifer deri në servirje. Ju bëftë mirë!

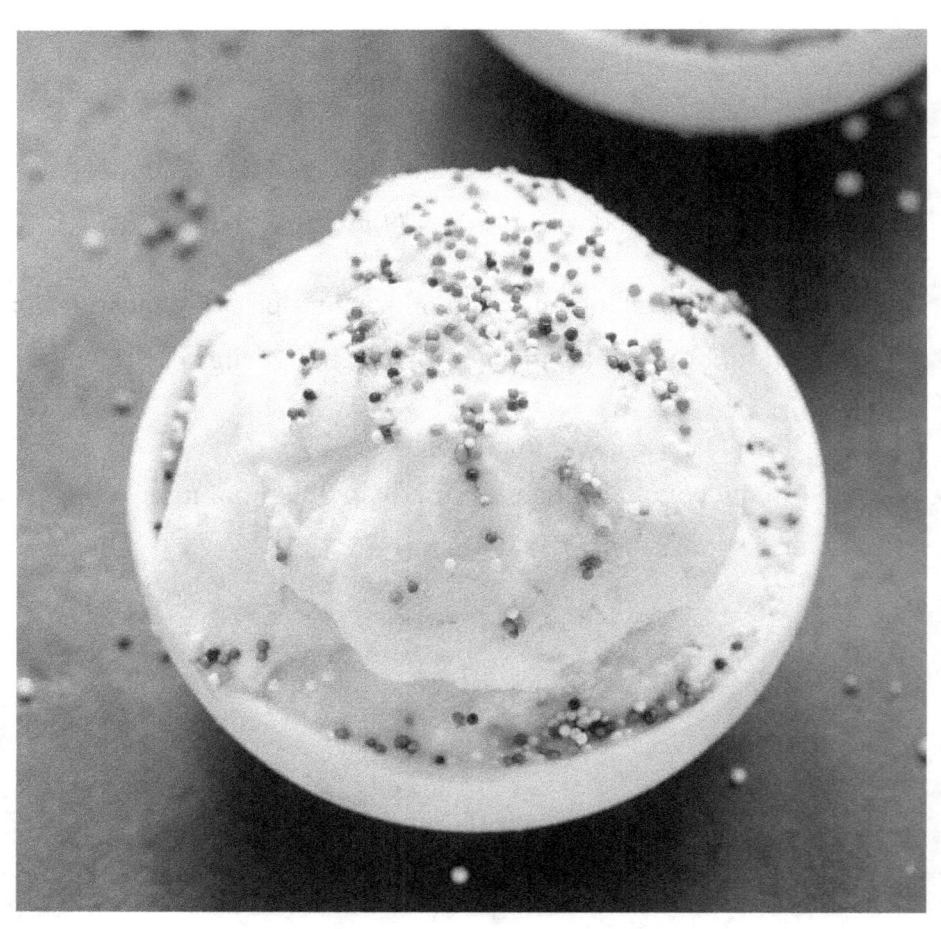

Këpucari i mjedrës së mamit

(Gati për rreth 50 minuta | 7 racione)

Për porcion: Kalori: 227; Yndyrë: 10,6 g; Karbohidratet: 32.1g; Proteina: 3.6 g

Përbërësit

1 kile mjedra të freskëta

1/2 lugë çaji xhenxhefil të freskët, të qëruar dhe të grirë imët

1/2 lugë çaji lëvore gëlqereje

2 lugë sheqer kaf

1 filxhan miell për të gjitha përdorimet

1 lugë pluhur pjekjeje

1/4 lugë kripë deti

2 gram shurup agave

1/4 lugë karafil të bluar

1/2 lugë kanellë të bluar

1/8 lugë arrëmyshk i sapo grirë

1/2 filxhan krem kokosi

1/2 filxhan qumësht kokosi

Adresat

Vendosni mjedrat në fund të një ene kundër furrës të lyer me pak yndyrë. Sipër tyre spërkatni xhenxhefil, lëvore lime dhe sheqer kaf.

Në një enë përzieni mirë miellin, pluhurin për pjekje, kripën, shurupin e agave, karafilin e bluar, kanellën dhe arrëmyshkun.

Shtoni kremin e kokosit dhe qumështin dhe përzieni derisa gjithçka të përfshihet mirë. Përhapeni masën e sipërme mbi shtresën e mjedrës.

Piqni këpucarin në 350 gradë F për rreth 45 minuta ose derisa të marrë ngjyrë kafe të artë. Ju bëftë mirë!

Dardhë e mprehtë vjeshte

(Gati për rreth 50 minuta | Shërben 8)

Për porcion: Kalori: 289; Yndyrë: 15,4 g; Karbohidratet: 35,5 g; Proteina: 4.4 g

Përbërësit

4 dardha të qëruara, të prera dhe të prera në feta

1 lugë gjelle lëng limoni të freskët

1/2 lugë kanellë të bluar

1/2 lugë anise të bluar

1 filxhan sheqer kaf

1 ¼ filxhani tërshërë të gatuar shpejt

1/2 filxhan ujë

1/2 lugë pluhur pjekjeje

1/2 filxhan vaj kokosi i shkrirë

1 lugë ekstrakt i pastër vanilje

Adresat

Filloni duke e ngrohur paraprakisht furrën në 350 gradë F.

Vendosni dardhat në fund të një enë pjekjeje të lyer me pak yndyrë. Mbi to spërkatni lëng limoni, kanellë, anise dhe 1/2 filxhan sheqer kaf.

Në një enë, përzieni tërësisht tërshërën e gatuar shpejt, ujin, gjysmën e sheqerit kaf, pluhurin për pjekje, vajin e kokosit dhe ekstraktin e vaniljes.

Përhapeni përzierjen e sipërme mbi shtresën e frutave.

I pjekim në furrë të parangrohur për rreth 45 minuta ose derisa të marrin ngjyrë kafe të artë. Ju bëftë mirë!

biskota të famshme të kashtës

(Gati për rreth 20 minuta | Shërben 9)

Për porcion: Kalori: 332; Yndyrë: 18,4 g; Karbohidratet: 38,5 g; Proteina: 5.1 g

Përbërësit

1 filxhan tërshërë të menjëhershme

1/2 filxhan gjalpë bajame

2 gram bajame të bluara

1/4 filxhan pluhur kakao pa sheqer

1/2 lugë çaji vanilje

1/2 lugë kanellë të bluar

1/2 lugë anise të bluar

1/4 filxhan qumësht bajame

3 lugë gjelle gjalpë vegan

1 filxhan sheqer kaf

Adresat

Në një tas, kombinoni tërshërën, gjalpin e bajameve, bajamet e bluara, kakaon, vaniljen, kanellën dhe anise derisa të kombinohen mirë; prenotim.

Në një tenxhere mesatare vendosim qumështin, gjalpin dhe sheqerin të ziejnë. Lëreni të ziejë për rreth 1 minutë duke e përzier shpesh.

Hidhni përzierjen e qumështit/gjalpit mbi përzierjen e tërshërës; i trazojmë që të përzihen mirë.

Hidhini lugët e çajit në një tepsi të veshur me letër furre dhe lërini të ftohet plotësisht. Kënaquni!

brownies me çokollatë të dyfishtë

(Gati për rreth 25 minuta | Shërben 9)

Për porcion: Kalori: 237; Yndyrë: 14,4 g; Karbohidratet: 26,5 g; Proteina: 2.8 g

Përbërësit

1/2 filxhan gjalpë vegan, i shkrirë

2 lugë salcë molle

1/2 filxhan miell për të gjitha përdorimet

1/2 filxhan miell bajame

1 lugë pluhur pjekjeje

2/3 filxhan sheqer kaf

1/2 lugë ekstrakt vanilje

1/3 filxhan pluhur kakao

Një majë kripë deti

Një majë arrëmyshk i sapo grirë

1/4 filxhan patate të skuqura çokollatë

Adresat

Filloni duke e ngrohur paraprakisht furrën në 350 gradë F.

Në një enë rrihni gjalpin dhe salcën e mollës derisa të bashkohen mirë. Më pas shtoni përbërësit e mbetur, duke i trazuar vazhdimisht që të bashkohen mirë.

Hidheni brumin në një enë pjekjeje të lyer me pak yndyrë. Piqni në furrën e nxehur më parë për rreth 25 minuta ose derisa një testues i futur në qendër të dalë i pastër.

Ju bëftë mirë!

Trajtime krokante me bollgur me arra

(Gati për rreth 25 minuta | Shërben 10)

Për porcion: Kalori: 375; Yndyrë: 16.3 g; Karbohidratet: 56 g; Proteina: 4,7 g

Përbërësit

1 filxhan miell për të gjitha përdorimet

2 ½ filxhanë tërshërë të menjëhershme

1 lugë çaji sodë buke

Një majë kripë e trashë

1 filxhan sheqer kaf

1/2 filxhan vaj kokosi në temperaturë ambienti

4 lugë shurup agave

1 lugë ekstrakt vanilje

1/4 lugë kanellë të bluar

1/4 lugë anise të bluar

1/4 lugë karafil të bluar

2 lugë salcë molle

1/2 filxhan arra, të prera

Adresat

Në një enë përzieni mirë miellin, tërshërën, sodën e bukës dhe kripën.

Më pas rrihni sheqerin me vaj kokosi dhe shurup agave. Shtoni erëza dhe salcë molle. Shtoni përzierjen e lagësht tek përbërësit e thatë.

Shtoni arrat dhe përziejini që të bashkohen. Përhapeni brumin në një tepsi të veshur me pergamenë.

Piqni tortën në 350 gradë F për rreth 25 minuta ose derisa qendra të vendoset. E lemë të ftohet dhe e presim në shufra. Ju bëftë mirë!

Cheesecake me mjedra të mamasë

(Gati për rreth 15 minuta + koha e ftohjes | Shërben 9)

Për porcion: Kalori: 355; Yndyrë: 29,1 g; Karbohidratet: 20.1g; Proteina: 6.6 g

Përbërësit

Korteksi:

1 filxhan miell bajame

1/2 filxhan arra makadamia

1 filxhan arrë kokosi të tharë të tharë

1/2 lugë çaji kanellë

1/4 lugë arrëmyshk i grirë

Shtesë:

1 filxhan shqeme të papërpunuara, të njomura gjatë natës dhe të kulluara

1 filxhan fara luledielli të papërpunuara, të njomura gjatë natës dhe të kulluara

1/4 filxhan vaj kokosi, në temperaturë ambienti

1/2 filxhan shurup të pastër agave

1/2 filxhan mjedra të thara në ngrirje

Adresat

Në procesorin e ushqimit, përzieni përbërësit e kores derisa masa të bashkohet; Shtypni koren në një tepsi të lyer me pak yndyrë.

Më pas përzieni përbërësit e sipërme derisa të bëhen kremoze dhe të lëmuara. Hidhni përzierjen e sipërme mbi bazën.

Qumështin e vendosim në frigorifer për rreth 3 orë. Zbukuroni me disa mjedra dhe thekon shtesë kokosi. Ju bëftë mirë!

Biskota me glazurë me çokollatë

(Gati për rreth 45 minuta | Shërben 14)

Për porcion: Kalori: 177; Yndyrë: 12,6 g; Karbohidratet: 16.2g; Proteina: 1.7 g

Përbërësit

1/2 filxhan miell për të gjitha përdorimet

1/2 filxhan miell bajame

1 lugë pluhur pjekjeje

Një majë kripë deti

Një majë arrëmyshk të grirë

1/4 lugë karafil të bluar

1/2 filxhan pluhur kakao

1/2 filxhan gjalpë shqeme

2 lugë qumësht bajame

1 filxhan sheqer kaf

1 lugë çaji pastë vanilje

4 gram çokollatë vegane

1 ons vaj kokosi

Adresat

Në një enë bashkojmë miellin, pluhurin për pjekje, kripën, arrëmyshkun, karafilin dhe pluhurin e kakaos.

Në një enë tjetër, bashkoni gjalpin e shqemit, qumështin e bajameve, sheqerin dhe pastën e fasules së vaniljes. Shtoni përzierjen e lagur tek përbërësit e thatë dhe përzieni derisa të kombinohen mirë.

E vendosim brumin në frigorifer për rreth 30 minuta. Formoni brumin në biskota të vogla dhe vendosini në një tepsi të veshur me letër furre.

E pjekim në furrë të parangrohur në 330 gradë F për rreth 10 minuta. Transferoni tiganin në një raft teli që të ftohet pak.

Çokollatë në mikrovalë derisa të shkrihet; përzieni çokollatën e shkrirë me vaj kokosi. Përhapeni glazurën mbi biskota dhe lërini të ftohen plotësisht. Ju bëftë mirë!

puding buke karamel

(Gati për rreth 2 orë | 5 shërbime)

Për porcion: Kalori: 386; Yndyrë: 7,3 g; Karbohidratet: 69.3g; Proteina: 10.8 g

Përbërësit

12 gram bukë bajate, të prerë në kubikë

3 gota qumësht bajame

1/2 filxhan shurup agave

1/4 lugë çaji kripë e trashë

1/4 lugë arrëmyshk i sapo grirë

1 lugë ekstrakt i pastër vanilje

1/2 lugë kanellë të bluar

1 filxhan bajame të prera në feta

1 filxhan salcë karamel

Adresat

Vendosni kubat e bukës në një enë pjekjeje të lyer me pak vaj.

Tani përzieni qumështin, shurupin e agaves, kripën e trashë, arrëmyshkun e sapo grirë, ekstraktin e vaniljes dhe kanellën derisa të bëhen kremoze dhe të lëmuara.

Masën e derdhni mbi kubikë të bukës duke i shtypur me një shpatull të gjerë në mënyrë që të ngjyhen mirë; shtoni bajamet dhe lëreni për rreth 1 orë.

Piqini në furrë të parangrohur në 350 gradë F për rreth 1 orë ose derisa pjesa e sipërme e pudingut tuaj të marrë ngjyrë kafe të artë.

Hidhni salcën e karamelit mbi pudingun e bukës dhe shërbejeni në temperaturë ambienti. Ju bëftë mirë!

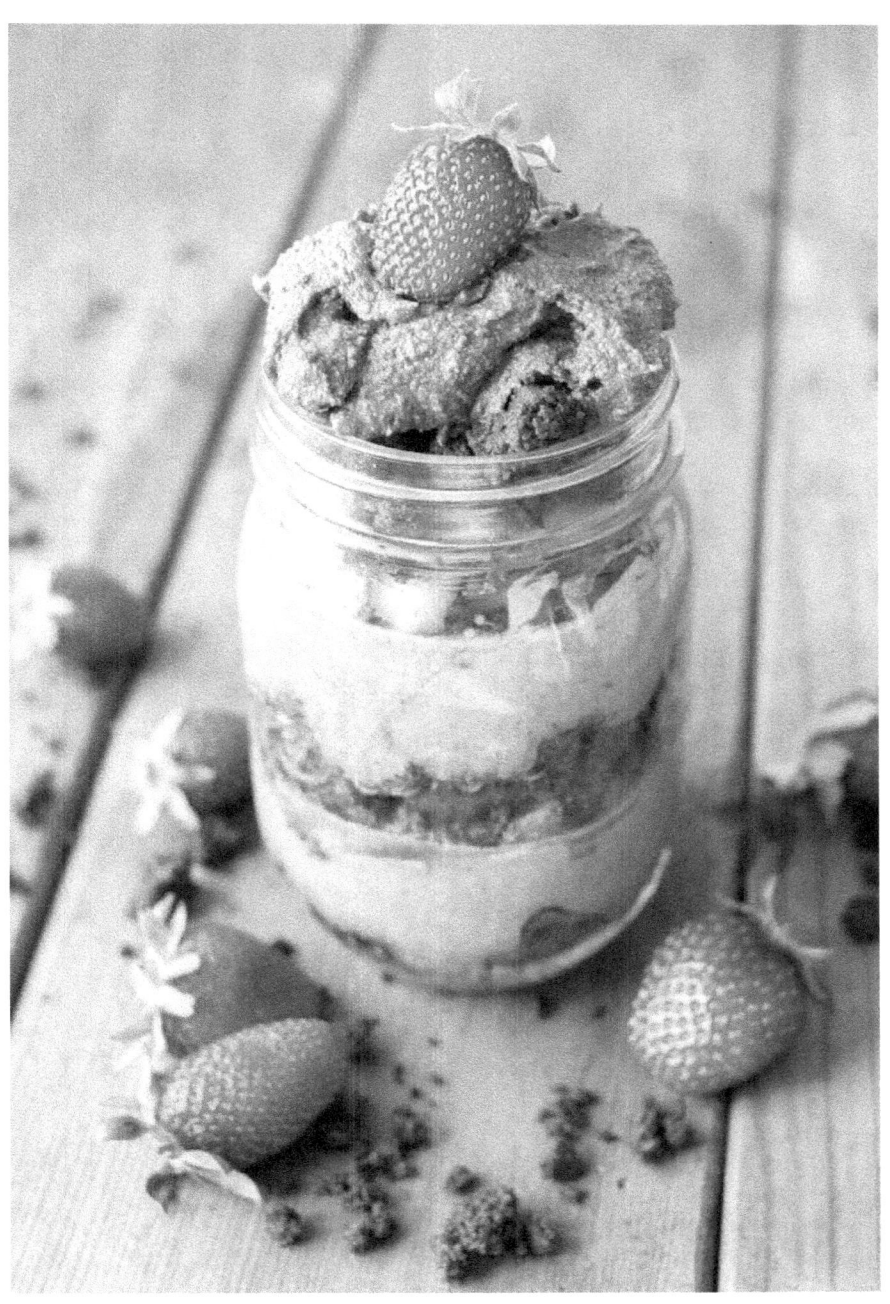

Baret më të mira granola ndonjëherë

(Gati për rreth 25 minuta | Shërben 16)

Për porcion: Kalori: 227; Yndyrë: 12.8 g; Karbohidratet: 25.5g; Proteina: 3.7 g

Përbërësit

1 filxhan gjalpë vegan

1 filxhan thekon tërshërë

1 filxhan miell për të gjitha përdorimet

1 filxhan bollgur

1 lugë pluhur pjekjeje

Një majë kripë deti të trashë

Një majë arrëmyshk i sapo grirë

1/4 lugë karafil të bluar

1/4 lugë çaji kardamom i bluar

1/4 lugë kanellë të bluar

1 filxhan i mbushur me hurma të paketuara, të zbrazura

4 gram reçel me mjedër

Adresat

Filloni duke e ngrohur paraprakisht furrën në 350 gradë F.

Përziejini mirë përbërësit e thatë në një enë. Përziejini përbërësit e lagur në një enë tjetër.

Më pas përzieni përzierjen e lagësht në përbërësit e thatë; përzieni që të përzihet mirë.

Masën e brumit e shtrijmë në një tepsi të veshur me letër furre. E pjekim ne furre te parangrohur per rreth 20 minuta.

Lëreni të ftohet në një raft teli dhe më pas priteni në shufra. Ju bëftë mirë!

Fudge Penuche e modës së vjetër

(Gati për rreth 15 minuta | Shërben 12)

Për porcion: Kalori: 156; Yndyrë: 11.1 g; Karbohidratet: 13,6 g; Proteina: 1.5 g

Përbërësit

- 4 gram çokollatë e zezë vegane
- 1/2 filxhan qumësht bajame
- 1 filxhan sheqer kaf
- 1/4 filxhan vaj kokosi, i zbutur
- 1/2 filxhan arra të copëtuara
- 1/4 lugë karafil të bluar
- 1/2 lugë kanellë të bluar

Adresat

E vendosim çokollatën në mikrovalë derisa të shkrihet.

Ngrohni qumështin në një tenxhere dhe shtoni qumështin e nxehtë në çokollatën e shkrirë.

Shtoni përbërësit e mbetur dhe përziejini mirë.

Masën e derdhim në një tavë të lyer mirë dhe e vendosim në frigorifer derisa të forcohet. Ju bëftë mirë

(Gati për rreth 10 minuta + koha e ftohjes | 12 racione)

Për porcion: Kalori: 235; Yndyrë: 17,8 g; Karbohidratet: 17,5 g; Proteina: 4.6 g

Përbërësit

1 filxhan bajame të bluara

1 ½ filxhan hurma, pa koriza

1 ½ filxhan krem djathi vegan

1/4 filxhan vaj kokosi, i zbutur

1/2 filxhan boronica të freskëta ose të ngrira

Adresat

Përziejini bajamet dhe 1 filxhan hurma në procesorin e ushqimit derisa masa të bashkohet; shtypni koren në një formë për kifle të lyer me pak yndyrë.

Më pas, përzieni 1/2 filxhan hurma të mbetura me djathin vegan, vajin e kokosit dhe boronicat derisa të bëhen kremoze dhe të lëmuara. Hidhni përzierjen e sipërme mbi bazën.

Këto mini cheesecake i vendosim në frigorifer për rreth 3 orë. Ju bëftë mirë!

kalorës klasikë të varfër

(Gati për rreth 20 minuta | 2 racione)

Për porcion: Kalori: 233; Yndyrë: 6,5 g; Karbohidratet: 35,5 g; Proteina: 8.2 g

Përbërësit

1 lugë gjelle fara liri të bluar

1 filxhan qumësht kokosi

1/2 lugë çaji pastë vanilje

Një majë kripë deti

Një majë arrëmyshk të grirë

1/2 lugë kanellë të bluar

1/4 lugë karafil të bluar

1 lugë shurup agave

4 feta buke

Adresat

Në një enë përzieni tërësisht farën e lirit, qumështin e kokosit, vaniljen, kripën, arrëmyshkun, kanellën, karafilin dhe shurupin e agave.

Hidhni çdo fetë buke në përzierjen e qumështit derisa të mbulohet mirë nga të gjitha anët.

Ngrohni paraprakisht një tigan elektrik mbi nxehtësinë mesatare dhe lyejeni lehtë me llak që nuk ngjit.

Skuqni çdo fetë bukë në një tigan të parangrohur për rreth 3 minuta nga secila anë deri në kafe të artë.

Ju bëftë mirë!

Bukë e skuqur me gjalpë kikiriku dhe pelte

(Gati për rreth 20 minuta | 3 racione)

Për porcion: Kalori: 293; Yndyrë: 7.8 g; Karbohidratet: 50.3g; Proteina: 5.5 g

Përbërësit

1 filxhan miell për të gjitha përdorimet

1/2 lugë pluhur pjekjeje

1/2 lugë kripë deti

1 lugë çaji sheqer kokosi

1/2 filxhan ujë të ngrohtë

3 lugë çaji vaj ulliri

3 lugë gjalpë kikiriku

3 lugë gjelle reçel me mjedër

Adresat

Përziejmë mirë miellin, pluhurin për pjekje, kripën dhe sheqerin. Shtoni gradualisht ujin derisa brumi të bashkohet.

Ndani brumin në tre topa; rrafshoni çdo top për të bërë rrathë.

Nxehni 1 lugë çaji vaj ulliri në një tigan mbi nxehtësinë mesatare. Piqni bukën e parë për rreth 9 minuta ose deri në kafe të artë. Përsëriteni me vajin dhe brumin e mbetur.

Shërbejeni bukën e skuqur me gjalpë kikiriku dhe reçel me mjedër. Kënaquni!

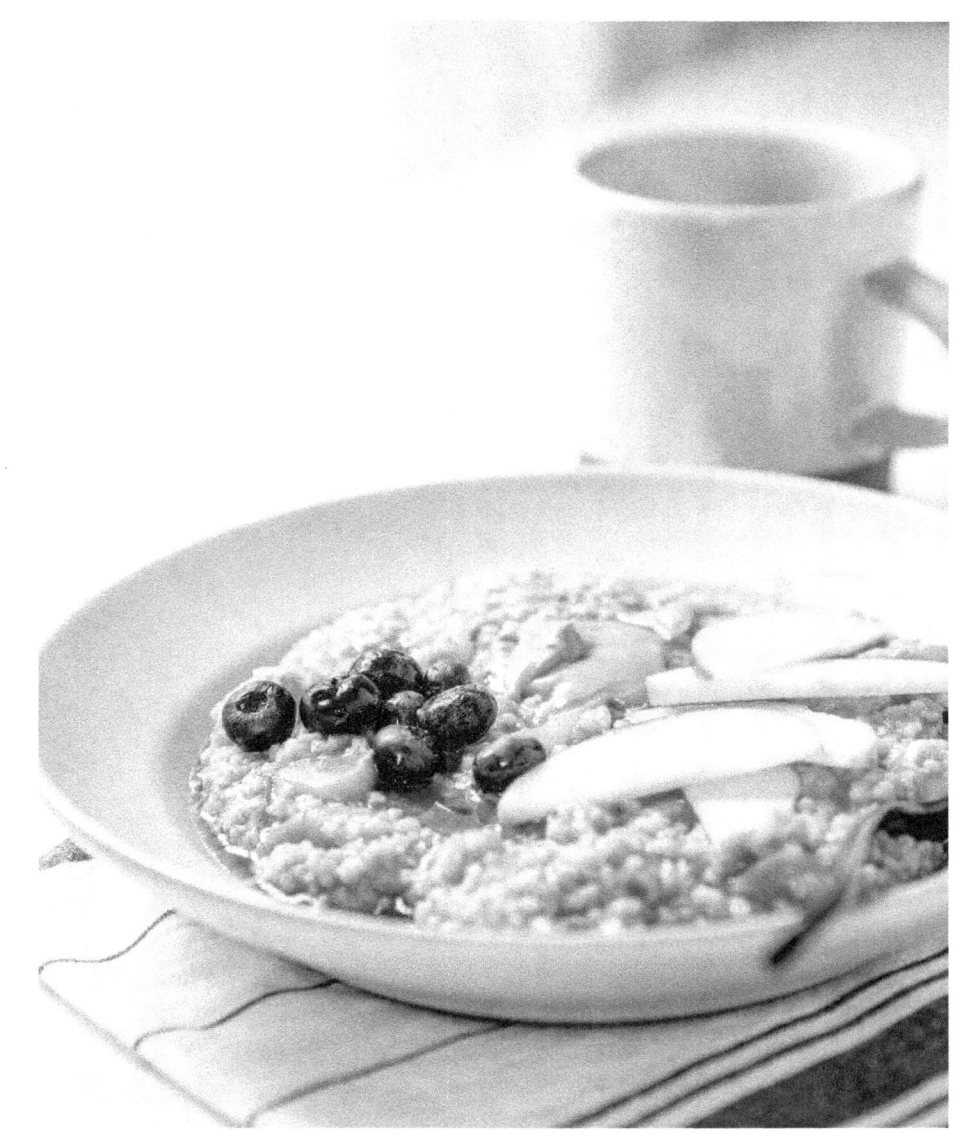

www.ingramcontent.com/pod-product-compliance
Lightning Source LLC
Chambersburg PA
CBHW071431080526
44587CB00014B/1797